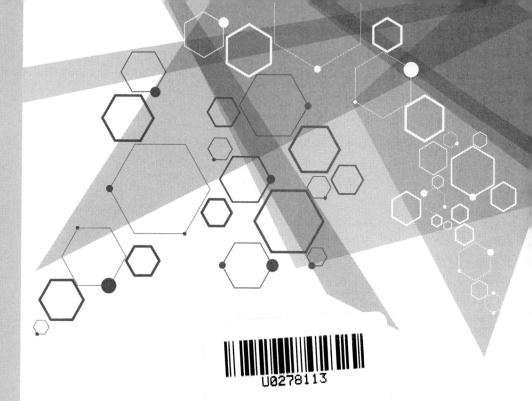

The PRT Pocket Guide:
Pivotal Response Treatment
for **Autism** Spectrum Disorders

孤独症谱系障碍儿童
关键反应训练掌中宝

[美] 罗伯特·凯格尔（Robert L. Koegel，Ph.D.）琳·柯恩·凯格尔（Lynn Kern Koegel，Ph.D.）/ 著

胡晓毅　王　勉/译

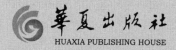

华夏出版社
HUAXIA PUBLISHING HOUSE

推 荐 语

"这是一本十分出色的书……表现在它的读者友好性、高信息量和巨大的实用性。对经常接触孤独症儿童的人员来说，这是一本非常值得收藏、有价值的著作。"

——弗雷德·福尔克马尔博士（Fred Volkmar, M.D.）

耶鲁大学儿童研究中心主任、医学院教授

"这是一本必备指南……它所介绍的干预不仅逻辑合理，而且已经得到验证。书中所示的和孩子相处的方法实施起来都需要耐心和练习。世上不存在什么灵丹妙药，但是……关键反应训练给了我们很大帮助和希望。"

——霍华德·塔拉斯博士（Howard Taras, M.D.）

加州大学圣地亚哥分校临床儿科教授、儿童健康委员会主席

"这本书给所有服务提供者提供了大量实用且重要的信息。它也是我经常反复查阅的资料。"

——琼·赫什硕士（Joan Hersh, M.A.）

加州喷泉谷学区学前融合课程老师

"这是我读过的介绍基于循证实践的自然主义干预策略的优秀著作之一。大量具体实例和精妙插图，并且严格立足于科学原理，使这本书十分具有可读性。它真是罗伯特·凯格尔和琳·凯格尔给我们的一颗珍宝。"

——特拉维斯·汤普森博士（Travis Thompson, Ph.D.）

明尼苏达大学

"琳·凯格尔和罗伯特·凯格尔发出了目前在孤独症诊断和治疗领域最权威的声音。这本期待已久的关键反应训练指南对孤独症谱系障碍儿童的家长和专职人员来说都是一本必读著作。"

——阿雷瓦·D. 马丁（Areva D.Martin）

特殊需求网的创始人和主席、《每日倡导：为你的孤独症孩子或

其他特殊需求的孩子而奋斗》的作者

"这是一本至关重要的关于关键反应训练的书……把科学和临床的依据转变成实践的方法，实践者和家长会发现它非常有意义，非常有效。"

——塞缪尔·奥多姆博士（Samuel L.Odom, Ph.D.）

北卡罗来纳州大学教堂山分校 FPG 儿童发展研究院院长

"这本书介绍了关键反应训练及其在日常情境中的用法，通俗易懂且非常实用。作者通过各种各样令人信服的实例，来证明关键反应训练在家庭、学校和社区环境中的有效应用，从而将这种基于证据并得以确认的方法的核心部分生动形象地展现出来。"

——约瑟夫·卢西夏恩博士，认证行为分析师

（Joseph M.Lucyshyn, Ph.D., BCBA）

温哥华加拿大英属哥伦比亚大学

"这本书讲述了如何在训练过程中循序渐进地加以指导，并佐以现实中的实例和轶事，非常实用且易懂。"

——安娜·伯克（Anna Burke）

新斯科舍省悉尼市孤独症干预协会布雷顿角社区主任

"这本书给我们展现了罗伯特·凯格尔和琳·凯格尔在儿童孤独症谱系障碍方面取得的最新研究成果。这本力作将会受到家长、老师和其他人的广泛欢迎。"

——马克·杜兰德博士（V.Mark Durand, Ph.D.）

南佛罗里达圣彼得堡大学心理学院教授，期刊《积极行为干预》的编辑

"关键反应训练非常有用，它帮助我的儿子成为了一个成功、独立的大学生。这本书提供了大量实用步骤和现实例子，简明易懂，是家庭和团队成员的完美指南。"

——克莱尔·拉泽布尼科（Claire LaZebnik）

《家庭与其他无法退还的礼物》的作者、《征服孤独症》以及

《在谱系障碍中长大》的合著者

"这是迄今为止最清晰、最实用、最有吸引力的关于关键反应训练的书。凯格尔夫妇带给我们的这本价值连城的书将会成为所有与孤独症相关的家庭和专业人士的财富，为此我们应该向他们致以崇高的敬意。"

——格伦·邓拉普博士（Glen Dunlap, Ph.D.）

南佛罗里达大学和内华达大学雷诺分校教授

"关键反应训练基于几十年来可靠的研究，证明了在孤独症儿童的训练过程中获得'无痛苦的大收获'是可能的。通过对关键反应训练中的关键领域做出的简明易懂的总结，凯格尔夫妇再次向我们证明了他们不仅了解孤独症孩子，也懂得他们的家人在干预中的重要作用。"

——帕特·米兰达博士，认证行为分析师博士级

（Pat Mirenda, Ph.D., BCBA-D）

温哥华加拿大英属哥伦比亚大学教育心理咨询和特殊教育系教授

序 言

关键反应训练（Pivotal Response Treatment, PRT）自从十几年前在加州大学圣巴巴拉分校诞生以来，一直不断完善，现已成为美国及其他各国广泛认可的干预孤独症的循证实践模式。得知近些年中国的特殊教育和残疾人康复工作者以及孤独症孩子的家庭也都越来越关注关键反应训练，我们对此深感激动与欣慰。

中国是一个历史悠久、文化灿烂的伟大国家，作为远东的第二大经济体，中国的崛起给越来越多的人带来机遇，但像美国一样，逐步增长的孤独症人口也成为中国面临的挑战。关键反应训练是美国国家研究委员会强烈推荐的循证实践，这些年来已经帮助了许许多多美国孤独症孩子和他们的家人们，有关这方面的报告在研究文献中是显而易见的。我们殷切希望关键反应训练能在中国广泛应用，造福更多孤独症孩子及其家庭。听说我们的书《孤独症谱系障碍儿童关键反应训练掌中宝》已被翻译成中文，我们非常激动，这是在中国推广关键反应训练的好机会。更令我们振奋的是，这项翻译工作是由我们圣巴巴拉分校的同事王勉博士和他在北京师范大学的同事胡晓毅博士共同承担。我们真诚地敬佩王博士高质量的研究工作，因而充分相信《孤独症谱系障碍儿童关键反应训练掌中宝》的翻译版本定会不负众望。同时，我们借给这本书写序的机会，向致力于教育和支持孤独症儿童及其家庭的特殊教育和残疾人康复事业的同仁们致以最诚挚的敬意。

东西方都在寻找干预孤独症的更好方法，我们因为共同的事业一起承担一项更大的使命：推进孤独症干预的科学和实践发展，改善孤独症孩子及其家庭的生活。2014 年夏天我们在中国度过了很难忘的几天，见证了专业人士和家长们学习关键反应训练的热情。最后，你们的文化、兴趣、热情以及你们对此的投入让我们由衷地赞赏，我们希望这本书会成为中国进行孤独症有效治疗研究与实践的催化剂，从而使孤独症人士能像其他中国人一样过上好的生活。

2014 年 11 月　加州大学圣巴巴拉分校

关于作者

罗伯特·凯格尔（Robert L. Koegel）博士，美国加州大学圣巴巴拉分校凯格尔孤独症研究中心主任，期刊《积极行为干预》（*Journal of Positive Behavior Interventions*）的编辑。他致力于孤独症 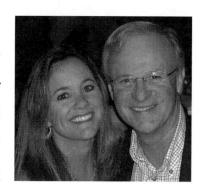 领域的相关研究，主要集中在孤独症儿童的语言干预、家庭支持以及学校融合方面。他共发表关于孤独症儿童治疗和干预的文章两百多篇，出版与孤独症儿童干预和积极行为支持相关的著作六部。他所开发的孤独症儿童干预模式在全美以及其他国家的学校及家长培训项目中得到广泛开展，世界各地众多的医疗服务及特殊教育机构的负责人接受了相关培训。

琳·柯恩·凯格尔（Lynn Kern Koegel）博士，凯格尔孤独症研究中心临床服务部主任、伊莱和伊迪斯·布罗德阿斯伯格综合征研究中心（Eli and Edythe L. Broad Center for Asperger's Research）负责人，致力于孤独症儿童社会沟通技能培养项目的相关研究，包括早期语言、语法结构、语言运用以及社会沟通能力的发展和提高。除了在语言发展和社会沟通领域发表的成果之外，她还出版了一系列关于自我管理和功能性行为分析的实践指导手册，这些手册广泛应用于美国的学校教育和家庭教育情境中，并被译为多种语言在世界各国得到推广。琳·柯恩·凯格尔博士著有《征服孤独症：探究能够改变孩子一生的答案、策略和希望》（*Overcoming Autism: Finding the Answers, Strategies and Hope that Can Transform a Child's Life*, 2004），并与克莱尔·拉泽布尼科（Claire LaZebnik）合著《在谱系障碍中长大》（*Growing Up on the Spectrum*, 2009）。

凯格尔夫妇是关键反应训练（Pivotal Response Treatment, PRT）的创始人，该干预模式的核心是儿童动机的激发。他们因为在孤独症儿童干预和研究方面做出的重要贡献而成为第一个儿童电视节目"芝麻街"以及"孤独症之声"（Autism Speaks）年度大奖的获得者。此外，琳·柯恩·凯格尔博士还在美国广播公司风靡一时的节目"超级保姆"（Supernanny）中对孤独症儿童进行关键反应训练。加州大学圣巴巴拉分校得到了 235 万美元的资助用于孤独症研究和训练中心的基础建设，同时出于对凯格尔夫妇二人工作的认可，将中心更名为"凯格尔孤独症研究中心"（Koegel Autism Center）。此外，伊莱和伊迪斯·布罗德基金会还资助建立了阿斯伯格综合征研究中心，如今是凯格尔孤独症研究中心的一部分。

致　谢

我们真诚地感谢克里斯滕·阿什博（Kristen Ashbaugh）在本书出版过程中提供的巨大帮助。一如既往地，我们也要对参与我们研究的家庭表示感谢，他们是我们前进的主要动力。同时，我们也感谢为本书中众多研究得以顺利进行提供资金支持的机构：加州儿童和家庭委员会（California Children and Families Commission）、加州发展性障碍协会（California State Council on Developmental Disabilities）、美国国家障碍和康复研究院（National Institute on Disability and Rehabilitation Research）、美国国家心理健康研究院（National Institute of Mental Health）、美国国家健康卫生研究院（National Institutes of Health）、美国教育部（U. S. Department of Education）以及美国公共健康服务中心（U. S. Public Health Service）。

写给读者

如果你想更多地学习关键反应训练，作者及其研究团队提供了丰富的资源、服务和培训。你可以通过登录网站（www.koegelautism.com）来获取更多的信息或者安排培训事项。同样需要注意的是，"PRT"、"关键反应教学"（Pivotal Response Teaching）、"关键反应指导"（Pivotal Response Training）、"关键反应训练"（Pivotal Response Treatment）都是由凯格尔孤独症研究中心（Koegel Autism Consultants, LLC）在美国专利和商标局注册的商标服务，包括作者举办的相关学术会议和研讨会在内。

另外一个较好地了解关键反应训练的资源是作者之前的著作《孤独症的关键反应训练：沟通、社会性及学业能力发展》（*Pivotal Response Treatments for Autism:Communication, Social, & Academic Development*），同样由保罗·布鲁克斯出版公司出版。

前　言

　　这本书主要介绍了用于孤独症和阿斯伯格综合征儿童干预的关键反应训练模式，其可读性和实践性均较强，以易于学习和操作的方式解释什么是关键反应训练及其主要特征，包括家长的参与和在日常生活情境中的干预。具体来看，该书介绍了如何将干预重点集中在关键领域，也就是能够使儿童获得包括其他领域在内的更广泛发展的核心领域。此外，我们还详细阐述了整个关键反应训练干预模式及其每个成分的科学实证依据。

　　每个章节都提供来自我们亲身实践的生动的小故事（合并一些实例且隐去真实姓名）以指出要阐述的关键问题，同时对能够解释该问题的科学依据进行讨论。在了解了科学依据之后，我们提供一些对不同功能水平孤独症儿童进行关键反应训练的实例，有的是有较多训练需要的儿童，有的是仅有某方面特殊需要的阿斯伯格综合征儿童，这些放在每一章节的"在日常生活中有效实践"部分。在实践中真正进行操作并不像在书上看起来这么简单，因此我们重点向大家介绍如何在随时可能出现意外情况的真实情境中有效地实施干预。

　　我们希望这本书能够为经常与孤独症儿童互动的父母、亲属、教师、专业人士以及希望能够真正使用具有实证支持的干预手段的人们提供实践指导。即使你并不需要直接与孤独症儿童互动，例如，你是一个法律制定者、校长、特殊教育机构管理者、律师或者其他可能与孤独症儿童有关的工作者，我们也希望你能够认识到对孤独症儿童采用诸如关键反应训练这类实践性较强、有坚实科学基础的干预手段的重要性。

概　　论

关键反应训练（Pivotal Response Treatment, PRT）是为数不多的具有实证基础的孤独症儿童干预模式之一，意味着关键反应训练的干预研究和效果达到了众多诸如美国心理学会（APA）此类专业机构和专业组织制定的标准。由于为孤独症儿童及其家庭提供支持通常刻不容缓，因此干预的科学性和有效性显得尤为重要。家长们不能够反复盲目地尝试一些听起来不错但没有实证依据的干预方法。每天都有很多孩子被诊断为孤独症，他们在众多领域都需要干预和治疗。而且，早期干预通常非常有效，一方面是因为它能够预防不良习惯的产生（一般是那些很难改变的习惯），另一方面是因为早期干预能够使孤独症儿童的状况好转，否则情况会更糟。尽管无论什么时候开始都不算晚，但是越早地解决语言和社会性发展迟缓的问题，家长、教师和治疗师就能够越早地教授儿童生存和发展的技能。

关键反应训练干预模式的重点是对孤独症儿童的核心领域进行干预。从功能的角度来说，能够影响所有其他领域发展的核心领域是儿童参与社会互动的动机。这一领域不仅与潜在的神经病学基础相关，而且与由儿童发展过程中动机问题所导致的个体行为有关。下面的图展示了关键反应训练关注的相互关系。

要知道关键反应训练是经过许多年的发展才最终建立的干预模式，目前已经有众多研究证明它的有效性。PRT 的基础为行为矫正，行为矫正是在早期应用行为分析领域发展起来的干预方法，其对孤独症儿童干预的有效性同样得到了大量研究和实证的支持。通常来看，对于所有的行为干预模式来说，证明其

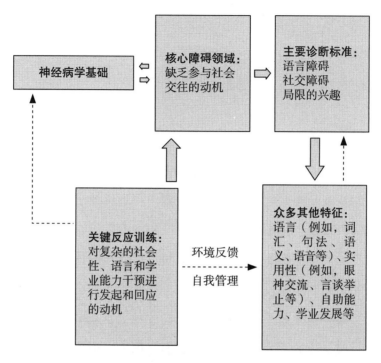

关键反应训练干预模式图

有效性需要多个不同的研究者采用随机控制实验或严格的单一被试实验设计进行实验研究（相关标准的详细描述见 Chambless & Ollendick, 2001）。简而言之，这意味着该干预模式不仅在我们的临床实践中有效，而且在其他研究者的临床实践和实验设计中，同样获得了积极的结果。这种重复性研究证明 PRT 的有效性并非基于我们的片面判断，它是确实有效的干预模式。

另外需要认识到的是，关键反应训练不仅作为一个整体干预模式对孤独症儿童的发展有重要影响，发挥着积极作用，其模式中的各个成分经研究证明同样能够独立地在干预中产生重要作用（R. L. Koegel, Koegel, Camarata, 2010; R. L. Koegel, Koegel, Vernon, Brookman-Frazee, 2010; National Autism Center, 2009; National Research Council, 2001; Odom, Boyd, Hall, Hume, 2010a, 2010b; Simpson, 2005）。就像我们书中反复强调的那样，当前存在许多

孤独症干预模式，其中有一些我们听说过，但没有研究能够证明这些干预模式中某个单一的成分能够发挥重要作用。如果使用那些干预模式，也许会将宝贵的时间浪费在教那些对孩子并没有太大作用的行为上。

关键反应训练有着坚实的科学基础，随着新成分不断被发现，它也在不断发展进步。这一点非常重要，因为我们并没有找到所有的答案，仍然有许多需要完善的地方。新的、更有效的教育和干预策略的出现使得孩子们能够更高效、更快乐地学习，干预方法也随之不断地变化和进步。例如，PRT 在多年的发展和改良过程中共经历了以下几个不同的阶段：它最初主要应用在孤独症儿童的沟通能力训练方面，此时称之为"自然语言范式"（Natural Language Paradigm, NLP），它主要通过与儿童的自然交往和互动对其进行沟通能力训练，与当时广泛使用的结构化程度较高、主张进行反复机械训练的回合式教学（Discrete Trial Teaching, DTT）形成了鲜明的对比。

进一步的研究发现，自然语言范式除了能够有效提高孤独症儿童的沟通能力之外，对众多其他领域均产生了令人意外的效果。所以，这一干预模式被更名为"关键反应训练"，从而更好地表明它更多在干预孤独症儿童行为方面的作用。下面的表格总结了能够支持关键反应训练综合效果的实证依据。

在选择干预方法的时候应当重点考虑其是否有科学的实证依据，这主要基于以下四个原因：

首先，是否有实证依据能够将真正有效的干预模式，与仅仅是主观臆想或者只靠宣传而实际上并没有太多实际效果的干预模式区别开来。不要被那些自称为"孤独症干预领域最新、最伟大的干预模式"所迷惑和欺骗。这种表述是不可信的，因为没有科学依据的方法在字面上或者在报告人精彩的演讲中很可能听起来还不错，不要被其华丽的辞藻和假象所迷惑。

其次，资格认证机构越来越要求专业人员采用具有坚实实证依据的干预方法，而那些使用没有科学依据的方法的人将很容易吃上官司。千万不要陷入那样的局面，因为在法庭上你会看起来什么都不懂。

再次，保险公司以及其他第三支付方会拒绝为没有实证基础的治疗和干预支付费用。这听起来可能微不足道，但必须要有人为干预出钱，而没有人愿意为无效的干预出钱。

最后，使用没有经过恰当检验的干预方法会导致很多严重的问题：除了浪费孩子宝贵的时间之外，有些没有依据的干预方法可能存在风险，导致儿童的问题加重，例如去酪蛋白食疗。很多家长采用这种干预方式对孤独症儿童进行治疗，几年后导致儿童骨密度降低，但对孤独症症状没有任何改善。总之，选择基于实证的干预方法是必要的、可贵的，也是可以实现的，要警惕进行夸大宣传的销售人员。

本书为广大读者提供实践性较强的、基于科学的干预步骤，它能够在日常生活情境中进行，易于操作且具有趣味性，能够有效提高孤独症儿童的行为表现，同时改善整个家庭的生活状态。二十多年来，关键反应训练广泛应用于成千上万的家庭中。对儿童发展中几个关键领域的干预使孤独症儿童获得能够改变一生的进步。下面的章节会对各个关键领域进行详细介绍，同时提供有效干预的实施步骤及其可预见的效果。

PRT 的实证支持表

研究者	题　目	主要干预效果
原创性关键反应训练研究		
R. L. Koegel, O'Dell, and Koegel（1987）	针对无语言孤独症儿童的"自然语言干预模式"	在关键反应训练的干预条件下，儿童能够比在传统训练情境中表现出较多的模仿性和自发性语言。同时，只有在 PRT 情境下儿童的语言回应效果才能得到泛化。
R. L. Koegel, Koegel, and Surratt（1922）	学前孤独症儿童的语言干预和问题行为	与传统的干预模式相比，关键反应训练能够增加孤独症儿童的语言回应次数并减少问题行为。
L. K. Koegel, Koegel, Shoshan, and McNerney（1999), Phase 1	关键反应训练一：初步的长期效果数据	回溯性分析表明，训练效果好和训练效果不好的儿童在前干预阶段有着相似的语言和社会交往能力水平，而在前干预阶段有更多自发性社交发起行为的儿童能够获得更好的训练结果。
L. K. Koegel, Koegel, Shoshan, and McNerney（1999), Phase 2	关键反应训练二：初步的长期效果数据	经过关键反应训练自我发起的训练，儿童的适应性逐渐能够达到与自己年龄相适应的水平。他们不再被安置在特殊教育环境中，其社会交往能力和学业能力都能够与普通儿童相差无几。
L. K. Koegel, Carter, and Koegel（2003）	将"自我发起"作为"关键反应"训练孤独症儿童	通过关键反应训练，儿童在干预过程中能够对"发生了什么""正在发生什么"进行提问，能够在更广泛的情境中使用进行时态和过去时态，并且在语言表达的长度和难度上也有所提高。
R. L. Koegel, Shirotova, and Koegel（2009b）	简要报告：使用个别化线索帮助无语言孤独症儿童开口说话	使用个别化线索的关键反应训练能够使儿童在正确反应、正确发音以及独立语言表达等方面获得更大的进步。
R. L. Koegel, Vernon, and Koegel（2009）	使用嵌入式社会互动来强化低龄孤独症儿童的社交发起行为	包含嵌入式社会互动的关键反应训练能够增加儿童在交流过程中的主动发起行为，改善双项定向，并且提高整体训练效果。
与原创性实验室合作的关键反应训练有效性的独立、重复性研究		
Schreibman, Kaneko, and Koegel（1991）	孤独症儿童家长的积极影响：两种干预策略的比较	参与了关键反应训练培训的家长比参与传统回合式训练法培训的家长表现出了更积极的效果。
R. L. Koegel, Bimbela, and Schreibman（1996）	家庭干预中家长培训的附属效应	回合式训练法对家长与儿童的互动没有产生积极效果，而 PRT 使家长与儿童的互动更加畅通、有趣，降低焦虑情绪，同时能够改善用餐时的互动方式。

续表

研究者	题　目	主要干预效果
R. L. Koegel, Camarata, Koegel, Ben-Tall, and Smith（1998）	提高孤独症儿童语言的可理解性	在接受关键反应训练干预的过程中，孤独症儿童接受要求正确发音以及语言的可理解性方面取得了显著进步。
L. K. Koegel, Camarata, Valdez-Menchaca, and Koegel（1998）	使孤独症儿童的提问能力得到迁移和泛化	儿童通过关键反应训练学会了在不同的情境中自发地提问"那是什么"，同时通过给物品命名各标签增加了词汇量。
Bryson et al.（2007）	关键反应训练的大规模宣传和社区实施：项目介绍和初步数据	最初的数据表明参与了大规模宣传和社区实施的PRT训练者在干预过程中保持了较高的干预忠诚度，同时提高了被试儿童的语言表达能力。
Nefdt, Koegel, Singer, and Gerber（2010）	使用"自我主导式学习项目"对孤独症儿童家长进行PRT的初步介绍性培训	大部分参与"自我主导式学习项目"（DVD以及其他配套资料）的家长都完成了学习，学会了具体的实施步骤，同时在与儿童互动方面表现出了更大的信心。
关键反应训练有效性的独立、重复性研究		
Laski, Charlop-Chrisky, and Schreibman（1988）	训练家长使用自然语言干预模式提高孤独症儿童的语言能力	在家及临床环境中对家长进行关键反应训练培训后，家长更多地要求儿童进行发音，同时儿童在干预和保持阶段的语言回应次数也有所增加。
Pierce and Schreibman（1995）	在同伴实施的关键反应训练中提高孤独症儿童参与复杂游戏的能力	在同伴实施的关键反应训练中，孤独症儿童能够更加主动地发起游戏和对话，同时表现出了更为复杂的语言和对话，同伴间也更多协调的、支持性的共同注意意向。
Throp, Stahmer, and Schreibman（1995）	社会角色扮演游戏对孤独症儿童的影响	通过角色扮演游戏干预，所有的儿童在所有目标的关键反应行为评估方面均得到提高，同时这一干预效果还得到了很好的保持和泛化。
Stahmer（1995）	使用关键反应训练孤独症儿童进行象征性游戏	将象征性游戏能力作为干预目标的关键反应训练，不仅使儿童进行象征性游戏的能力有所提高，而且也可以参与更为复杂的游戏，的训练效果在不同训练环境、不同玩具以及不具备训练经历的同伴间得到了较好的迁移和保持。
Pierce and Schreibman（1997）	通过同伴实施的PRT增加孤独症儿童参与复杂游戏的行为	多个不同同伴实施的PRT均对孤独症儿童社会行为产生了积极作用。这种行为的改变在未经过培训的同伴身上也得到了保持和迁移。

续表

研究者	题　目	主要干预效果
Sherer and Schreibman (2005)	孤独症儿童个别化行为记录以及训练效果的预测因素	在 PRT 实施过程中，能够对 PRT 积极回应的儿童在语言、游戏能力以及社会适应行为方面预计有所改善。
Baker-Erizen, Stahmer, and Burns (2007)	与社区关键反应训练的效果有关的家长实施儿童人口统计学变量统计	家长实施 12 周的关键反应训练后，所有的儿童，不论性别、年龄、种族，在社会适应行为量表上的得分均显著提高。
Vismara and Lyons (2007)	以低龄孤独症儿童的兴趣持续引发其共同注意行为：了解动机的理论和临床意义	在关键反应训练中利用儿童固着的兴趣能够增加其共同注意行为。
Gillett and LeBlanc (2007)	使用由家长实施的自然语言干预模式来提高孤独症儿童的语言和游戏能力	家长实施的关键反应训练能够从整体上增加儿童语言表达的频率和提高自发性，同时儿童还表现出更多的恰当游戏行为。家长认为关键反应训练很容易操作，并且愿意继续使用自然语言干预模式对儿童进行训练。
Harper, Symon, and Frea (2008)	休息时间也灵活训练机会：通过同伴干预来提高孤独症儿童的社会技能	同伴实施的关键反应训练能够增加孤独症儿童社交发起以及主动进行轮换的能力。

关键反应训练中
的"关键"是什么？

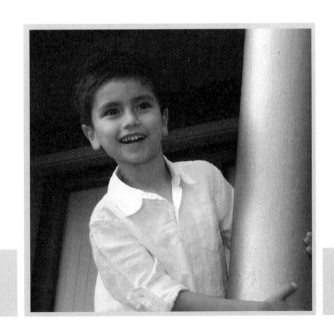

第一章　关键领域的干预

　　拿单 4 岁了，就在他 3 岁生日前，他被诊断为孤独症。在确诊四个月后，通过拿单父母的努力，他才在应用行为分析（applied behavior analysis, ABA）干预方面享有盛誉的一个机构中获得相关服务。应用行为分析治疗师首先教会了拿单怎样坐在椅子上（并保持这个姿势），这对拿单的父母来说是一件很棒的事情，因为之前拿单即使在吃饭的时候也不可能坐下超过十秒或二十秒。干预刚开始的阶段，每当治疗师到来，拿单都会哭。其实，当拿单听到治疗师的汽车开到门前车道上的时候，他就疯狂地从一个窗户前跑到另一个窗户前，呜呜哭着，非常痛苦不安。大约四个月之后，拿单对治疗师的每日到访开始显得习惯和顺从，虽然他还是一副明显不情愿的表情。在拿单学会坐了之后，治疗师开始教他模仿。一开始是动作的模仿，治疗师边向拿单演示一个粗大动作，边对拿单说"这样做！"然后再进行口语的干预训练。在接受干预服务一年多的时间里，拿单有了缓慢但稳定的进步。他可以在接受干预的六个小时里，大部分时间都坐着（每半小时会有一段短暂的休息时间），能够模仿动作，并能说出大约三十个单词。拿单父母很崇拜治疗师，也为拿单不再有破坏行为感到高兴。然而，他们对拿单的缓慢进步及其在干预过程中表现出的明显不适感到担忧。因此，他们来到加州大学圣巴巴拉分校（UCSB）的凯格尔孤独症研究中心，寻求更多的帮助。

　　要想了解拿单干预过程中出现的各种问题，需要考虑以下方面。一个孩子若被诊断为孤独症，他会在交流、社交及兴趣等方面展现出多种缺陷。由此可知，孤独症儿童需要的干预也是多方面的。另外，如果一个孤独症儿童有交流困难，那么他可能因此受挫，发展出其他问题行为，比如攻击行为或自伤行为；如果有社交方面的困难，那么这个孩子可能不会观察同伴，也不能从同伴那里获得反馈，而这对于孩子与他人的相处是非常关键的。对这些症状的监控应该尽早开始，这很重要。本章下文中的"测量：基线期和应对干预期的指南"就是一份关于孩子在干预之前的基线期症状的清单。

现在，让我们回顾历史，继续我们的话题。数年前，孤独症儿童被认为是"不可教育的"，进入青少年时期后，他们中的大多数都被送进了收容机构。20世纪60年代之前，针对孤独症儿童的干预没有一项是基于科学的。到了60年代，研究人员开始寻求方法来帮助这些孩子。早期的努力主要集中于训练，然而不幸的是，很多孩子接受的训练都是严酷甚至是痛苦的。当他们做出正确行为时，他们会得到表扬及物质奖励（通常为一些小食品）。尽管这些干预能够奏效，孩子们的行为也有所改善，但是进展却很缓慢，而且孩子们似乎从来没有真正享受过这些干预过程。事实上，许多孩子都会将干预阶段的很多时间耗费在试图逃避上，如哭泣、尖叫、踢打、乱咬等。此外，干预过程本身对治疗师和孩子来说都是漫长、乏味且辛苦的。过程冗长，需要干预的目标行为有成千上万个。

就孤独症儿童的特征而言，在那时候这种干预是有其意义的。首先，对孤独症儿童来说，沟通是非常困难的——特别困难，社交也是。因此，让这样的孩子像普通孩子一样，因为一件小事——不论这件事多么小、多么无关紧要——而去接近你，向你提问，想要得到你的关注，都是不太可能的。相反，孤独症儿童可能更满足于自己玩耍，他也许会冒着生命危险去拿架子顶端的东西，而不是试图向你求助。在孤独症干预初期，因为这些孩子难以教育、社会化不足、动机不明确，研究人员企图通过非常结构化的、人为刻意的互动来吸引孩子的注意力，并提高他们的反应能力。

具体而言，在20世纪60年代，这种结构化的训练项目被发展为一对一的

测量：基线期和应对干预期的指南

症状领域	检查水平	定义行为	计算行为的数量	行为出现或不出现的时间与地点
1. 沟通				
非语言				
尝试性语言声音				
词语				
词语连接 两个词语的连接 三个或三个以上词语的连接				
会话				
2. 社交				
独自玩耍				
一再地玩同一种玩具				
适度地玩玩具				
与同伴玩耍				

症状领域	检查水平	定义行为	计算行为的数量	行为出现或不出现的时间与地点
假装游戏				
3. 兴趣				
局限的兴趣				
刻板的兴趣				
重复行为 无物体 有物体				
4. 破坏性行为				
哭				
暴怒				
自伤行为				
攻击行为				
破坏财物				

干预。尽管这些干预方法比以前毫无实证基础的训练更为有效，但是进步依然缓慢。干预经常在没有干扰的环境中进行。治疗师做的第一件事就是引起孩子的注意。通常，治疗师会让孤独症儿童正对着自己坐在一把小椅子上，并不停地对他说"看我"，只要孩子一看他，治疗师就会马上说"做得好！"或者给出其他一些积极的评价，然后给孩子一个 M&M 巧克力豆、薯条、花生或其他的小零食。一旦孩子能够看或保持注意力了，治疗师就开始对其行为进行干预。通常治疗师会从训练孩子的模仿能力开始。例如，治疗师将双手高高举过头顶，并对孩子说"这样做"，如果孩子照着做了，治疗师就会轻拍孩子的腹部，并对他进行口头表扬以及给予食物奖励。如果孩子没有反应，治疗师会让大人坐在他的背后，拿着他的手来辅助他模仿这个动作。这种辅助会逐渐并系统地减少、撤除，直到孩子能够自己完成模仿动作。就这样，治疗师一个动作一个动作地教下去。

当孩子能够模仿肢体动作之后，治疗师转而开始干预他的语言，让孩子模仿某种声音，如"mmmm"。与模仿肢体动作时一样，如果孩子能够成功模仿，治疗师就会给予口头表扬和物质奖励，如果孩子没有模仿，治疗师就会予以肢体上的提示，例如将孩子的双唇合在一起。一旦孩子能够成功地重复发出示例声音，治疗师就会再加上一个声音，如"ahhh"。为了让孩子能够区分"mmmm"与"ahhh"，这时治疗师可以来回交替发这两个音，直到孩子知道这两个音的不同。接下来，治疗师尝试将两个音放在一起，让孩子将"mmmm"和"ahhh"连起来发，一遍一遍反复进行，并促使孩子越发越快，直到孩子最后能够发出"ma"。然后治疗师提示孩子将这个音节连续发两遍，孩子即发出"mama"这个音。啊哈！终于，这么多努力之后，孩子学会了说第一个词语，即便他可能根本不知道这个词是什么意思。

你看，每一项任务的完成都是那么辛苦和漫长。而且，你能看出为什么孩子在接受了这些早期干预方法之后进步还是很慢。但是要知道，这是在几十年之前，那时很多人都说这些孩子是"不可教育的"、不会学习的。即使实施这些干预特别辛劳，进步也缓慢，但是孩子们确实"学"了，这比放弃对他们的教育要好多了。可即便如此，这些方法似乎也是错误的。

有一天，我们就教一个行为大概需要多少时间这个问题进行头脑风暴。我们想到，正常发展的孩子好像不用特别去教每一个步骤，他们就能自然地学会一个行为，像是从地上捡起来一样简单。鲍勃（即罗伯特·凯格尔）提醒到，孤独症儿童似乎缺少学习的"动机"。正是因为这一点，我们开始了一系列的研究。下图（图1-1）展示了关键反应训练的发展过程，从早期结构化的回合式教学发展，到认识到孤独症儿童沟通动机的重要性。接下来就是最让人头疼的大问题：怎么激发孤独症儿童的动机？怎样使他们想要学习？那时我们真的不知道。事实上，我们甚至不知道如何定义"动机"（motivation）这个词。

所以我们开始探索激发动机的关键之处，寻求打开动机的钥匙所在，想要知道怎样去激发干预对象的兴趣。我们和拿单父母有着同样的忧虑：即使孩子在干预中有所进步，但是如果他不喜欢这个过程，那么这种方法就一定有着严重的错误。

答案开始慢慢地浮现。我们以各种角度去思考：我们的指令是怎样呈现的？我们用的材料是什么？我们怎样奖励孩子？在思考的过程中，我们慢慢摸索出如何能够帮助孩子更快地学习，我们不想再像拿单之前的治疗师们所做的那样，拿着训练记录表，每次只教一个单独的行为，要求孩子一坐就是几个小时。我们转变策略，试图找出"关键"领域，即那些一旦教会便对其他所有类型的行为都能产生积极影响的行为。我们需要这样做来帮助孩子们取得更迅速的进步，甚至克服他们所有的症状；而假如我们仍一次只教一个行为，需要的时间就太长了，这样的目标也是不可能完成的。

现在你清楚了，以上就是我们要研究关键领域的原因。必须得有一个更好的方法。我们知道，把科学成果应用到现实中是一个缓慢的过程。有人说一项发现要被有效地应用到日常生活中需要二十年的时间，是的，二十年。这也是为什么对于像拿单父母那样的家长来说，跟上最新研究、确保自己的孩子能够获得最先进的干预是非常重要的。

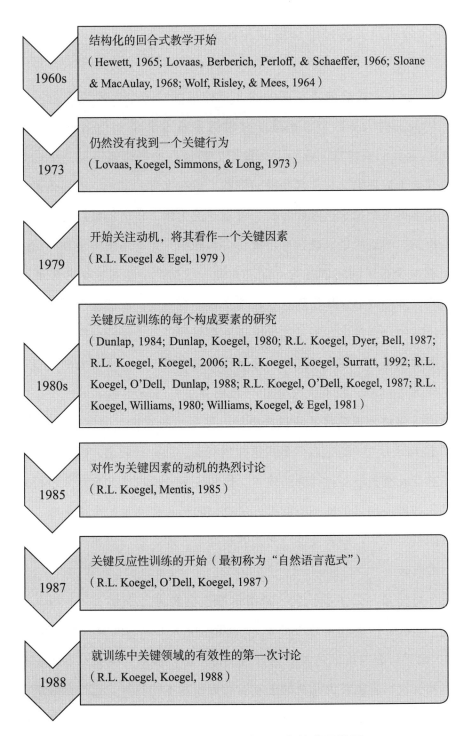

图 1-1　关键反应训练（PRT）的发展简图

应用行为分析及关键技能训练的理论依据

20 世纪 60 年代之前，对孤独症儿童的训练对每个人来说都是一件悲伤的事，因为那时大多数训练都基于过时的家长因果理论（parental-causation theory）。家长们被告知，他们能为孩子做的最好的事情就是把孩子送到收容所，治疗孩子的缺陷。甚至那些最初把孩子留在家里的家长，等到孩子长成青少年，也不得不把孩子送进收容所。没有好的干预，孩子的破坏行为就会超出家长的控制。幸运的是，现在有很多针对孤独症儿童的系统的干预方法，这些干预能够减少孩子的问题行为，促进沟通，帮助孩子学习社交并扩展兴趣范围。然而，大多数干预都将焦点放在单个目标行为上，虽然这没什么错，干预对象也能从中获得进步，但是这些干预太花时间了。大量的时间被用在一个动作或行为的训练上，整个过程费用昂贵且进展缓慢。即使你有大把的钱，时间也是一个重要问题，没有人愿意让自己的孩子只是缓慢地取得进步。因此我们继续寻求能够使孤独症儿童进步更快、更明显的方法，即找出"关键领域"（pivotal areas）。"关键领域"是指这样的行为，即一旦教会，这些行为就能够促进孤独症儿童其他多种行为的改善。简单说来，孤独症儿童有太多行为需要干预了，如果一次只干预一个行为，又想消除孤独症儿童的全部症状，那么需要的时间就太长了。如果关键行为能够被确定，那么就可以实现广泛的、综合性的行为改善。

这个目标最早是由罗伯特·凯格尔博士的良师益友伊瓦尔·洛瓦斯提出的（e.g., Lovaas, Berberich, Perloff, & Schaeffer, 1966; Lovaas, Schaeffer, Simmons, 1965），他的研究关注模仿及社会行为，他推测，如果这些关键领域能够得到发展，那么它们就能够为儿童的正常发展提供基本的机制。这很好理解，其理念是一旦孤独症儿童变得社会化，能够模仿自己的同伴，这种改善将持续一生。而问题是如何教给他们这些关键的技能。教孤独症儿童去模仿是一件非常难的事情，即使教会了他们模仿，这种模仿也不会泛化，更别说让他们对其他人也产生广泛的兴趣了。最终，洛瓦斯取得了一些重要突破，即在某种程度上这些孩子能够泛化他们的模仿技能且变得更加社会化。然而，使非目标领域获得改善的必要泛化类型仍然不能确定（Lovaas et al., 1965; Lovaas et al., 1966）。因此，那时不管是模仿还是社交行为，对孤独症儿童来说似乎都不是关键行为。洛瓦斯和我们研究生团队中的许多人又进行了长期的研究，试图确定关键领域，但总是失败。20 世纪 70 年代，洛瓦斯等人（Lovaas, Koegel, Simmons, Long, 1973）提出，可能根本就无法确定任何的关键行为。

所以针对单个目标行为的干预又开始了，为了取得进展，必须进行成千上万次教学尝试。这既花时间又花精力，因为每个目标行为的教学每周都需要花费很多个小时。教学主要采用密集的分段回合式教学模式（discrete trial model）。在这种模式中，治疗师提供提示（prompt），等待干预对象反应（response），然后予以一个后果（consequence），因此这种模式也叫 A-B-C 法，即前提（antecedent）、行为（behavior）、后果（consequence）。干预是成功的，许多行为都有了很大的改善，孤独症儿童的整体情况明显向好（Lovaas, 1987）。但是对于治疗师和干预对象来说，这种方法太艰苦了。通常孩子们都会变得有破坏性，企图通过破坏性行为摆脱严苛的教学，这又给干预带来了新的问题。想要杜绝干预对象的破坏性行为，就需要为其行为设置某种类型的后果，于是研究者又开始研究惩罚的有效性。这样就产生了一个恶性循环：干预过程严苛且不愉快——干预对象变得有破坏性——干预对象受到惩罚。随着早期干预逐渐引起重视，这种极其严厉、密集且经常依赖于惩罚的方法遭到了质疑，很多人都担心它带给孤独症儿童及其家庭过大的压力。

因此，在 20 世纪 70 年代末及 80 年代，我们加州大学圣巴巴拉分校的研究人员开始对关键领域进一步探索。这一次我们取得了明显突破，我们发现了一些能够使干预对象的行为获得广泛改善的关键。比起早期针对单个目标行为的分段回合式教学，针对关键领域的训练为孩子、家长及干预人员节省了大量的时间和精力。变化也是显而易见的。孩子们学得更快了，对于家长来说，训练方法也更容易学习了，比起以前的单个目标行为干预，一切都变得容易了许多，因此也吸引了越来越多的医师。简而言之，关键反应训练的引入给每个人都带来了巨大的变化。目前大量研究表明，特定的关键领域对孤独症儿童起着至关重要的作用。这些上百次的研究——既有我们实验室的也有其他地方的——至少用三种方法证实了关键目标领域的有效性。首先，研究证明关键反应有助于改善很多方面的行为，包括学业、游戏、社会交往、语言习得、沟通交流、参与、第一个词语习得、完成家庭作业、数学、阅读等（图1-2）。

其次，研究表明，存在几个不同的关键领域，并且特定的关键领域干预组（pivotal intervention packages，例如动机组、自我发起组）可以有效地促进广泛且长期的行为改善。最后，研究考察了关键反应训练作为一种综合干预在孤独症儿童参加的各种日常活动中，以及在学校、家庭和社区等不同环境中实施的有效性。简而言之，很多研究都证明，比起以前的干预方法，关键反应训练对孤独症儿童及其家庭来说更为高效，更能提供全面的帮助。关键反应训练对许多行为都有改善作用，而且能够泛化到不同的环境中去。这就是我们如此努力地把关键领域作为研究目标的原因。

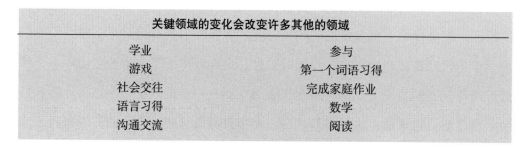

关键领域的变化会改变许多其他的领域	
学业	参与
游戏	第一个词语习得
社会交往	完成家庭作业
语言习得	数学
沟通交流	阅读

图1-2 关键反应训练（PRT）影响的领域

动 机

我们发现的第一个关键领域就是动机。对于动机（motivation）可能是一个关键领域，最早是在一次对稳定的正确反应时间段与错误反应时间段的比较研究中发现的（R.L. Koegel, Egel, 1979; R.L. Koegel, Mentis, 1985）。我们注意到，当干预对象能够取得稳定的成功时，他们继续学习的动机会变得更强烈。这个发现推动了对动机这一强大力量的研究，并最终产生了关键反应训练。1987 年我们对动机组进行了最早的研究（R.L. Koegel, O'Dell, Koegel, 1987）。在这个研究中，当干预过程包含特定的动机变量时（如儿童选择刺激物，使用自然强化物），回合式干预能够取得明显的效果。在该研究中，我们并没有试图说明回合式教学是错误的。事实上，我们仍在使用这种方法，只是我们发现对其进行一定的修改之后可以产生很大的变化。在动机方面没有进行改善的回合式教学产生了许多问题。我们发现，即便经过了几年时间的以单个行为为目标的回合式教学的训练，许多干预对象还是没有学会说话。

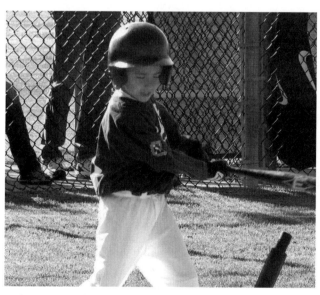

儿童可以通过在玩球过程中获得的自然强化物，来学习
"快""慢""高""矮"等概念。

在上述的研究中，我们的干预目标是，教一个在传统干预方法下从未学会开口说话的孤独症儿童学习说第一个词语。不幸的是，在传统的回合式教学中，经常发生这种情况，即大约一半的干预对象从未学会稳定使用功能性词语。我们之所以选择口语交流作为干预目标，是因为之前的研究报告中反复提到，它是最难教的一项技能，甚至一个词语都需要上万次艰难冗长的针对性教学（cf. Lovaas, 1977）。尽管一些孩子通过这种方法确实学到了词语，但是教他们日常生活所必需的数千个词语就太花费时间了。更要命的是，这种针对性教学并不容易开展，需要由经验丰富的治疗师来进行（Lovaas, 1977; Lovaas et al., 1973）。很少有人能够成功地运用这种方法，认为这种成果有限的方法值得花费大量时间的人就更少了（R.L. Koegel, Traphagen, 1982）。这也是我们投入这么多精力以寻找能够加快干预进程及增加成功概率的更好方法的原因。

> 判定儿童的兴趣，并让家长参与，在非临床环境下进行干预提高了每个人的反应和参与程度。

现在将话题转到干预方法的改变及其成果上。我们的第一个研究（R.L. Koegel et al., 1987）所取得的成功超过了我们最大胆的设想。很多在前四到六年里都没有说过话的孩子开始说话了。他们学会了很多词语，而且学得很快。与以前没有动机支持的回合式教学相比，拥有动机因素的干预取得了巨大的成效。孩子们开始迅速地掌握语言，有的在干预的第一天就能掌握许多词语。孩子们不仅口语表达水平提高了，还能自发地说出词语和词组，而且能将自己掌握的表达方法泛化到其他的环境中，这在以前从没有出现过。

关键反应训练的优点之一就是容易实施——它比回合式的针对性教学要容易许多，也更有趣。当我们开始把动机变量融入教学中时，教学就变得既简单又自然，因此最初我们称之为"自然语言范式"（Natural Language Paradigm）。后来，由于这种方法影响了包括言语和语言在内的许多领域，我们又将它改称为"关键反应训练"（Pivotal Response Treatment）。上述提及的都是 PRT 在孤独症儿童积极行为上的广泛影响，而之后的研究（e.g., R.L. Koegel, Koegel, Surratt, 1992）显示，当我们把动机因素融入干预中后，不用采取任何针对性的教学，孤独症儿童的问题行为便自行减少或消除了，这对干预来说也非常重要。我们不用再拖着尖叫、哭泣、死死抓着门把手的孩子进入干预教室，他们见到治疗师也不再躲藏，他们热爱这项训练。他们不仅能够以难以置信的速度学习说话，而且开始享受这个过程，几乎不再做出逃离和躲避的行为。后来的研究还证明（e.g., R.L. Koegel, Bimbela, & Schreibman, 1996; Schreibman, Kaneko, Koegel, 1991; Vismara, Lyons, 2007），除了破坏性行为的减少，在我们的教学中孩子们的幸福感、热情和兴趣也大大提高了。不仅是孩子们，孩子们的家长也更幸福、更有激情和兴趣了。他们笑得更多，教得更多，普遍都感觉更好了。

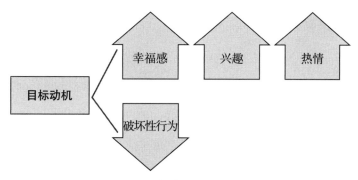

图 1-3 目标动机所带来的变化

这些发现具有多重意义。首先，我们不用再为了取得干预对象的反应而去惩罚他们了——从人道主义立场看，这种不令人反感的干预是势在必行的。其次，这种干预也很实用。如果人们享受正在做的事情，那么他们就会倾向于做得更多。因为孤独症儿童症状的改善需要进行大量的干预，所以把这种干预变得容易管理且令人舒服是尤为重要的——而惩罚既不利于管理又令人不舒服。再者，如果像这样的干预能够被舒适地融入日常生活，那么在没有过度压力的情况下，施行密集干预就是可以实现的。当干预变得令人愉快时，孤独症儿童似乎在其他环境中也愿意做出新学到的行为。这样，在实施干预时，破坏性行为就会减少，效果更佳，而且除了孩子们睡着的时候，它的运用能够贯穿在一天的所有时间里——这能够大大减少经济上的花费和情感付出。

　　总之，动机被证实是一个特别重要的关键领域。正如你所知，它还是模仿、社交行为等其他关键领域的基础。而关键领域不仅仅只有动机，接下来我们将讨论另一个对发展起着至关重要作用的关键领域。

> 　　动机对每件事都很重要，因此它对理解孤独症也是至关重要的。在婴儿期，孤独症本身可能就是一个相对较小的问题。正是因为缺乏动机，孤独症儿童无法参与正常发展所涉及的每一个领域，问题也就变得无处不在了。

主动发起社交及提问

　　孩子的某些行为能够引起环境中其他人的互惠性反应（reciprocal responses），这种互惠性反应能够促进孩子的重要发展，这一点无可厚非。这是一个循环。例如，正常语言发展的早期结构就是"那是什么？"这个问题的简化形式。正常发展儿童学会第一组词语常常就是通过类似"那个是什么？"这样的提问。当孩子问"那个是什么？"的时候，通常会指着一个东西——由成人命名的东西。这个过程既有社会性也有教育性。当孩子一遍又一遍地问"那个是什么？"的时候，他的词汇量会大大增加。韦瑟比和普鲁廷（Wetherby, Prutting, 1984）指出，孤独症儿童通常不问问题，虽然他们肯定常常听见大人问他们"那是什么？"，但是他们确实不问问题。所以我们开始研究如何教他们提问。一项研究显示（L.K.Koegel, Camarata, Valdez-Menchaca, Koegel, 1998），孤独症儿童能够很容易地被教会问"它是什么？"这个问句。当他们真正学会提问的时候，他们的词汇量出现了戏剧性的增长——甚至不包括那些课堂中教给他们的词语。孩子问了一个问题，随后这种行为引发了他所处的自然环境中的其他人与他之间的教学互动，这就是正常发展儿童的学习方式，这种方法比一个词语一个词语地教要容易多了。这种自我主动的发起不需要任何激励，社交互动带给干预对象学习机会，使他们学会众多的非目标行为，因此社交互动也是一个关键领域。当我们用这种提问法教孩子动词时，也取得了类似的效果（L.K. Koegel, Carter, & Koegel, 2003）。孤独症儿童在一个动作发生时或发生之后能够很容易地学会问"怎么了（正在发生什么）？"或"发生什么了？"这样的问题，这时很多动词都被用上了，而且动词词尾变化的语法正确率也提高了，而这不需要任何针对动词的教学。孩子们问问题的关键行为又一次使其获得了长足的进步。

这些结果使我们认为，也许我们可以用这种方法教语法和词素。沿着这条线，我们证明了孤独症儿童可以轻易地学会问"它在哪儿？"之类的问题（如"古米熊在哪儿？"）。而当他们问这样的问题时，他们会迅速地掌握介词（如"古米熊在茶杯下面"）（L.K. Koegel, Koegel, Green-Hopkins, Barnes, 2010）。同样，这种学习不需要每节课都针对介词进行直接的教学。提问对许多其他行为的掌握也是关键的。

像这样的方法还有许多。如果你思考一下，可以发现主动发起社交的行为，如提问，正是孤独症儿童退缩行为的对立面。运用这样的发起，可以建立一系列事务性的互动，使干预对象在许多领域都大有收

> 越多地教给孩子们去主动地发现环境，他们学得就越多，长此以往学得也就更好。

获。我们的研究也证明了这一点（L.K. Koegel, Koegel, Shoshan, McNerney, 1999）。随着关键反应训练的综合运用，我们发现当自我主动的发起（如提问）频繁发生时，孤独症儿童尤其能够获得良好的干预效果，有时变得跟正常发展儿童一样，这使孩子们的生活发生了巨大的改变。在研究的第一阶段，根据对

干预对象进行的自然观察评估，我们得出，像孤独症青少年和成人一样，主动发起互动的孤独症学前儿童比不能发起互动的孤独症儿童综合表现更好。在研究的第二阶段，我们发现在教给那些不能主动发起互动的孤独症儿童多种主动发起的方法之后，他们随之都展现出极为良好的治疗结果，有的时候表现得几乎跟正常发展的孩子差不多，这些良好表现在他们成年之后也会一直持续。

因此，动机、自我主动的发起（如提问）都是极其重要的关键领域。下面将对它们的作用进一步地加以论证。

关键领域有效性的有力证据

科学文献一致证实，关键技能的习得对加快孤独症儿童学习曲线的上升速度是至关重要的。值得注意的是，许多研究都是用多种不同的实验设计方法进行的。有的是严格的单一被试研究设计（single-case designs），有的是随机分配的组间统计研究设计（group statistical designs），有的是质性研究设计，还有的是临床复制研究设计（clinical replication designs）。很多专业人员在多种环境下对成千上万个孩子进行了关键反应训练。知道这一点是重要的，因为很多本应产生效果的干预却并没有效果。孩子们发展的关键期很快就过去了，没有时间可以浪费。这就是为什么好的实验设计尤其重要。

关于关键反应训练的实验，我们与独立研究员合作或者我们独自在实验室、诊所和学校中实施了多次（概论中的表格列出了其中一些主要研究）。这些研究显示，只要孩子们掌握了关键性技能，他们的行为功能就能提高。然而，也有一些孩子并没有取得我们所期望的进步。虽然人们倾向于称这些对干预没有反应的孩子为"失败者"，但我们更愿意相信这些"无反应者"需要的是一种不同的教学方法。换句话说，这是老师的问题——而不是学生的问题。随后针对这些不能对关键反应训练有迅速反应的孩子的研究显示，在多数情况下，在对教学方法按一定规范进行修改后，他们就能够掌握某项关键技能。

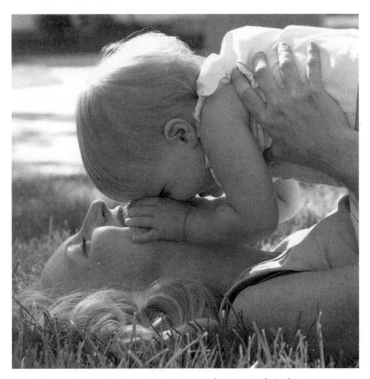

此图展示了成人如何利用动机激发活动帮助幼儿学会第一批词汇。

例如，最近我们的研究显示，对于不能通过平常的关键反应训练干预习得语言的孩子，如果我们重点关注了运用动机因素的相关线索，他们就能产生反应（R.L. Koegel, Shirotova, Koegel, 2009a, 2009b）。这就是说，一旦我们能使孩子的注意力集中在相关线索上，他们就会做出积极的反应，快速地掌握词语及接下来的语言，他们中绝大多数都能取得巨大的进步。这一激动人心的结果突出显示了科学在识别干预中有用的新变量的过程中的重要性。这是一个不断进化的过程。有趣的是，动机在建立孩子对相关线索的注意上是非常关键的。这又一次说明动机的中心作用。维斯马拉和莱昂斯的研究进一步证明了动机对关键性注意技巧的重要性（Vismara, Lyons, 2007）。他们发现当动机强烈的时候，不需要任何特别的教学，孤独症儿童就能出现共同注意（joint attention），即他们开始在交流对象和物品之间来回看。布鲁因斯马也报告了相同的发现（Bruinsma, 2004）。在布鲁因斯马的研究中，他将关键反应训练运用到没有共同注意的孩子身上，他们在接受了大约两个月的训练之后，自发地出现了共同注意。就像在布鲁因斯马的研究中一样，在维斯马拉和莱昂斯的研究中，通常在关键反应训练进行大约两个月之后，干预对象的共同注意也出现了（同样没有施以特别的教学），而且当教学材料和活动与其兴趣有关时，这种共同注意几乎立即就出现了。干预中出现的这几种"免费赠品"实在很重要，因为我们的目标就是加速康复进度。

关键反应训练应由谁来实施？在什么样的环境中进行？这是两个重要且实际的问题，特别是考虑到孤独症儿童的庞大数量。如果关键反应训练能够被大规模地实施，全世界的孤独症儿童都能从中获益，那么这才是有意义的，而关键反应训练能够被大规模地实施在孤独症儿童身上吗？到目前为止，有两个大样本的研究显示，关键反应训练的广泛实施是可行且有效的。其中一项研究显示（Baker-Ericzén, Stahmer, Burns, 2007），一个社区诊所有效地将关键反应训练实施在数百名儿童身上，不论性别、年龄与种族，这些儿童在适应性行为量表上的得分都有了明显的提高。在另一项大样本研究中，不同的研究人员（Bryson et al., 2007; Smith et al., 2010）都证明了在加拿大新斯科舍全省范围内实施关键反应训练是可行的。数据显示，新斯科舍省接受过培训的关键反应训练师有能力训练家长及其他训练师，这是一种"训练师对训练师"的模式，其干预的有效性经得起时间的考验。最重要的是，研究中有些孩子在此之前几乎没有接受过有效的训练，也在目标行为上取得了实质性的进步。而且这项研究也证明，对于那些住在省内偏远地方的以及去不了专门的诊所和训练中心的众多孩子们来说，这种"训练师对训练师"的模式是有效的，孩子们通过这种模式获得了关键反应训练。

综上所述，关键行为训练既有效又重要。训练人员和家长能够轻易地学会如何找准关键领域，如动机、自我主动发起。当他们这么做的时候，孤独症儿童就能取得非常广泛的进步，并获得长期的干预效果。

> **误解：**您孩子缺少的每一个行为都需要单独的教学。
>
> **事实：**聚焦于关键领域能够让您的孩子进步更快。
>
> **事实：**动机可能是关键领域中最重要的一个。
>
> **事实：**干预的个性化能够让孩子更投入且更成功。
>
> **误解：**强迫孤独症儿童去完成高难度的任务，最终能提高他们的动机。
>
> **事实：**面对高难度任务时，给孩子更多的支持能够帮助他们提高完成动机。

在日常生活中实施关键反应训练：开始

之前提过，一项研究成果推广到日常生活中需要十到二十年的时间。也就是说，现实世界中使用的大多数干预方法都过时了。毫不夸张地说，许多孤独症儿童现在所接受的干预仍是几十年前形成的方法。即使这些方法奏效，其起效的过程也很缓慢，因此使用最新的干预方法是非常重要的。然而，即便每天都会有新的干预方法冒出来，你也没有这么多时间可以浪费在每一个方法的尝试上。

如果你开始实施关键反应训练的话，那么有一些特别重要的事情需要做，以确保关键反应训练在日常生活环境中发挥最大的效果：

- 收集数据。首先你要确定干预者所使用的方法有充足的科学实证。你需要去调查支持该方法的那些研究成果是否已经发表在同行评审的期刊上。同行评审意味着其他专家已经检查过该研究是否有好的研究设计。这一点很重要。

- 找到经验丰富的干预者。如果你确定使用的方法是基于循证实践的，那么你需要确保治疗师对干预的实施是熟练的。关键反应训练证书是一个有效参考，而且它每年都需要更新认证，以确保其持有者能够正确使用干预的程序。认证者需要把自己对孩子进行干预的录像寄给评审，这不仅意味着他要理解关键反应训练的理论与概念，还意味着他能够达到关键反应训练操作层面标准的忠诚度，即建立一个规范的、经过研究的标准体系。

- 定义目标行为，测量基线数据。尽管研究调查是一个因素，但是你仍需要确保作为家长或老师的自己——记录下实施干预过程中的数据。这意味着你需要清晰、具体地定义目标行为。因此你不能将目标行为模糊地陈述为"我们正在对她与别人的沟通交流实施干预"。目标需要具体，如一个孩子与同伴玩耍的分钟数，她与同伴口头互动的次数（以及评估这些互动的质量），她与同伴玩耍时的行为是什么样的，冲突是如何解决的，等等。如果你不定义目标行为，不测量基线数据，那么你永远不能确定孩子是否正在进步。而且有些好的干预方法对某些孩子来说并不奏效，所以你需要不断地测量以确定孩子是否一直在进步，这非常重要。

- 干预方法保持一致。不要被那些说自己在使用"折中"方法的人给骗了，这通常意味着他们对很多事情都一知半解——对于哪种方法最有效，他们了解得并不多。而且研究表明，折中的干预方法的效果较差（Howard, Sparkman, Cohen, Green, & Stanislaw, 2004），所以要确保干预者实施的是一个一致且综合性的干预。

- 紧跟潮流。你还要确保能紧跟最新的研究成果，不管是通过阅读期刊文章，登录我们的网站（www.education.ucsb.edu/autism, www.koegelautism.com），还是通过参加会议来获知。各大研究中心都会将研究成果定期发表，你一定想知晓这些最新、最重大的发现。

- 从大处着想。如果目标行为对孩子的生活没有产生影响，也就是没有专家所说的"社会意义"，你可能就要对此做出调整。例如，如果他知道怎样去商店买东西，那么对他来说能不能计算不会产生影响；如果他会写信给他的朋友或亲戚，那么他能否很好地完成书法练习也是无关紧要的。每一次你决定对目标行为进行干预的时候，你需要思考，"这会对孩子的生活产生影响吗？"。如果干预者成功教会孩子说"狗"，但是这个孩子却不能正确地识别家里的宠物，那么这就不是一个有意义的进步。再如干预者正试图教一个青年减少自我刺激行为，即使将行为频率减少了一半（如从 40% 减少到 20%），仍然没有低到使其在面试或社交场合中拥有良好的表现，那这也不是一个有意义的进步。所以要确保目标行为能够对生活产生重大影响。

关键反应训练的本质在于让孩子快速学习，以及对目标行为的干预能够对其他非目标行为产生积极的影响。

自我反思

家长 & 老师：

1. 我正在干预的目标行为能对其他行为产生积极影响吗？

2. 我正在干预的目标行为对孩子的日常生活是有意义的吗？

3. 我的干预是不是集中于关键领域，而非单个的行为，从而确保干预结果会使干预对象更像正常发展的儿童，而不是令其习得非泛化的、机器人一样的行为方式？

第二章　如何对动机这一关键领域进行教学

特拉维斯在学前阶段便被诊断为孤独症。在课间休息或午休前他能做很多事情，如阅读、书写、做数学题，但在一天之中的其他时间里，几乎不可能让他完成工作列表中的事项、做数学作业或完成写作任务。他用大部分时间接受来自普通教育和特殊教育相结合的教育服务。但现在学校希望减少他在普通课堂中的学习时间，因为学校认为他跟不上普通班级的教学进度。家长则认为特拉维斯应与正常发展的孩子多接触，因此学校希望我们对他进行观察并给予咨询建议。

这种情况并不少见。孤独症谱系障碍儿童并非总能像正常发展的儿童那样，可以很好地参与学校活动。孤独症儿童常表现出很多破坏性行为，致使教师最终为他们安排较为简单的任务。所以尽管孤独症儿童可以安静地坐着并完成任务，但他们并未从中学到任何东西。很多干预者曾花费大量时间，尝试为专心完成学习任务的孤独症儿童提供奖励，对表现出分心或有破坏性行为的儿童进行惩罚。这确实是我们对于动机领域的所有探索。我们的确很努力，尽最大的努力使他们学习如何说话，教他们做数学题，以及教他们阅读和写作。我们尝试了很多，但这些尝试却很粗糙。鲍勃开玩笑地说，其实在一个临床治疗阶段，"唯一可以激发动机的便是结束该阶段"。我们都笑了，但之后我们开始思考。是的，在寻找以独特的方法打断临床治疗这一方面，他们确实很聪明。尽管如此，所有人还是认为他们不懂得社交，但其实他们对社交非常敏感，他们能够注意到成人转移视线的瞬间，并在这一瞬间抓起并吞掉用于奖励的糖果。能注意到如此转瞬即逝的空隙说明他们是非常有社交意识的！我们也开始注意到，一些无语言儿童会意外地自发地说出一个单词。例如，一个小孩不时地说"再见！"这通常是因为这个孩子不喜欢该训练阶段。而且我们有太多的个别化目标行为去实施，我们却从未让他们放松而只是让他们继续行进。这是一个很大的误区。很显然，如果他们说出了话但没得到奖励，那么他们便知道自己的行为和后续结果是不相关的，最终他们将不再尝试说话。这使我们想到了习得性无助的观点。

习得性无助

我们不愿回顾习得性无助的早期研究，因为这些研究并不令人愉快，我们也从未做过这些研究，但它们却使我们从另一个有趣的视角看待行为。很久以前，马丁·塞利格曼带领一群研究者进行了一项研究并揭示了习得性无助现象（Seligman, Klein, Miller, 1976; Seligman & Maier, 1967; Seligman, Maier, & Geer, 1968）。这项研究的大概模式是将狗捆绑在平板上，对它们进行电击刺激。最初狗试着逃脱，但因为被捆绑着，它们躲避不了电击。最终它们不再尝试逃跑。这符合常理，但接下来发生的才是最有趣的部分。研究者去掉了狗身上的束缚，你猜猜它们会怎样？如果你猜它们会跑掉，那你就错了。无论你是否相信，它们依然留在那里继续承受电击。是的，它们的确如此。它们没有试着跑开，而是仍留在电击板上忍受着电击之痛。研究人员曾试着从电击板上抱起它们，让它们意识到自己没再被捆着了，但当研究人员将它们再次放回到电击板上时，它们仍没有尝试跑掉。你可能会想，"这些狗是怎么了？"是吧？后来，研究人员决定将它们略微地移出电击板，而不是将它们向上抱起，这样它们可能会尝试靠自己逃离电击板。是的，它们这样做了。一旦小狗们领会到，自己是可以逃开的，它们就会逃走，之后它们真的都从电击板上逃走了。不考虑这项研究的伦理问题，从结果可以得知：如果小狗们明白了自己的反应（跳出电击板）是与结果（避免被电击）相关的，它们就会尝试逃跑。

尽管我们不知道这样的实验结果是否也适用于人类，但我们却明白这一简单现象同样可能发生在人类身上。换言之，如果结果不是依情况而定的，人们会停止尝试。这种情况既能发生在不依情况而定的惩罚中，也能发生在不依情况而定的奖励中。试想在富有家庭中成长的孩子们，他们能够得到想要的一切。如果他们能依情况得到想要的东西，他们便很有可能成为成功的人。然而，如果被给予的东西不依情况而定，他们可能会成为懒惰和无用的人。这完全取决于孩子是否认识到他／她的行为会影响到周围世界，并且如果积极或者消极结果不是依情况被给予的，这将成为一个问题。

现在，我们来讨论发生在孤独症孩子身上的事情。大家都觉得很多事情对于这些孩子来说很困难，说话是困难的，社交互动是困难的，甚至每天的日常活动都可能是困难的。如果善意的成人"帮助"这些孩子太多，以至于他们没有必要尝试，他们可能会停止尝试。我们见过太多这样的孩子，他们大部分时间都"脱离情境之外"，在成人的带动下完成每天的活动。若因为孩子穿衣太慢，所以有人总帮他穿衣服，那么他可能只会站在那里让别人给他穿衣服。同样，如果孩子从未开口说话，但能通过保持沉默得到所有想要的东西，那么他／她可能就不再开始说话。

所以为避免产生习得性无助，我们认为应让孩子做出回应——让孩子拥有动力。这里有很多使孩子产生动机的具体方法，即让他们做出更频繁、更快速、更有激情的反应。这一章节逐个回顾了一些激发动机的方法，并且讲述了如何将这些方法整合在一起，使它们有力地发挥作用。

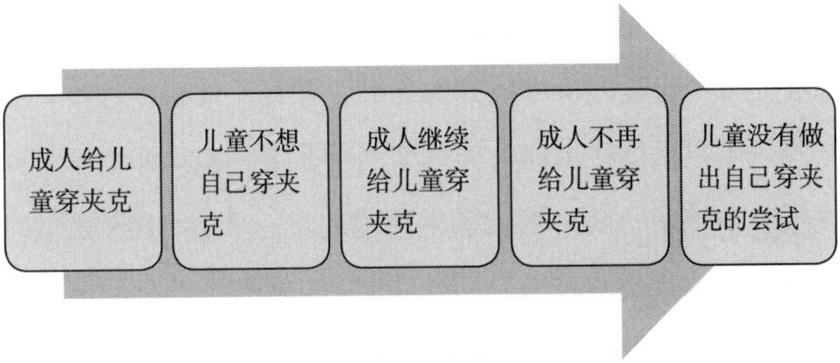

| 成人给儿童穿夹克 | 儿童不想自己穿夹克 | 成人继续给儿童穿夹克 | 成人不再给儿童穿夹克 | 儿童没有做出自己穿夹克的尝试 |

图 2-1　习得性无助的过程

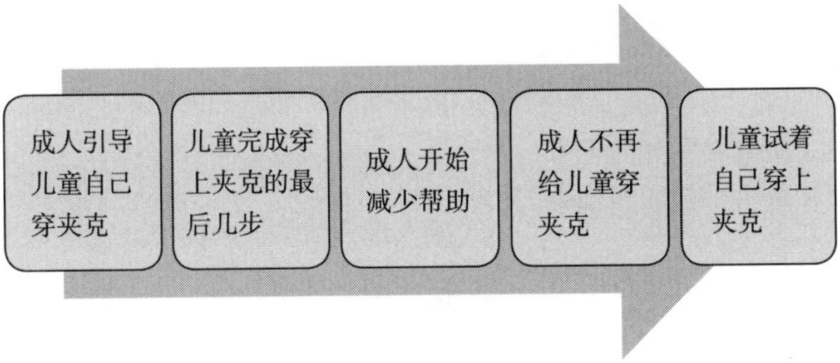

| 成人引导儿童自己穿夹克 | 儿童完成穿上夹克的最后几步 | 成人开始减少帮助 | 成人不再给儿童穿夹克 | 儿童试着自己穿上夹克 |

图 2-2　对习得性无助的成功处理

动机：几个关键点

儿童选择

很多研究显示，如果在活动中允许孤独症儿童做出选择，他能把任务做得更好。我们希望孩子的选择与任务材料相关，这样孩子就可以得到一个与他/她的反应相关的自然强化物。例如，若孩子第一次学着说想要玩具，那么让他/她口头表达想要玩具这一要求，这便是儿童选择的绝佳例子，因为我们可以将玩具作为奖励。这在逻辑上非常合理，你可能觉得"这很容易"，但也有一些本来可以使用选择却未能使用的例子。比如，许多专业人员使用抽认卡进行教学。这些抽认卡都是现成的并用于各种目的——学习动词，给出准确发音，学习"他"和"她"。你所能说出的要求，都能找到相应的抽认卡。然而，大部分孤独症谱系障碍儿童对选择教学材料类型没有发言权。与此不同，我们喜欢使用能够在儿童的自然环境中找到的物品，并且让他们在这些物品中做出选择。而且相对于坐在桌前使用抽认卡，大多数儿童更喜欢那些令人兴奋的玩具和活动。在很多情境中，我们看到孩子快乐地玩一个适合他／她的玩具——这便是一个学习机会的绝佳刺激物——但可能家长或某个善意的成人会说"看这个酷酷的玩具"，然后将孩子引导到另一个玩具前或将其带回桌前继续使用抽认卡。尽管另一个玩具可能很酷或者使用抽认卡可能让治疗师的工作更容易，但它们并不是儿童最初感兴趣的物品。因此，家长或者成人刚才的行为便是将儿童选择活动转换为成人选择活动——即便儿童对这个新活动好像产生了兴趣。是的，大多数在孤独症谱系障碍儿童身上花费大量时间的人都因此感到内疚，对于正常发展的儿童来说，这或许无所谓，因为他们常常对任何事情都感兴趣，但对孤独症谱系障碍儿童来说，跟随他们的引领并给他们选择的机会尤为重要。

> **儿童选择**
>
> 使用儿童喜爱或选择的材料、话题和玩具，并在互动中跟随他们的引领。

表 2-1　回合式教学（DTT）和关键反应训练（PRT）的比较

	回合式教学	关键反应训练
刺激物	由临床医生选择 重复使用直到符合预设标准	由儿童选择 进行几个回合后改变 保持性和习得性任务相结合
互动	临床医生拿起刺激物 刺激物和互动没有功能性相关	临床医生和儿童一起玩刺激物 在互动过程中功能性地使用刺激物
环境	教学过程在结构化的环境中发生	教学过程发生于自然的活动背景中
反应	只有正确反应被强化	清晰的、目标导向的合理尝试被强化
强化	在儿童反应后迅速提供任意强化物（以食物为代表）	在儿童反应后迅速提供自然强化物

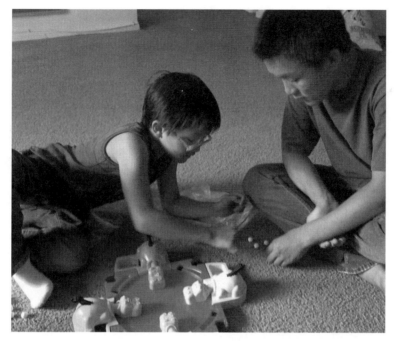

当喜欢的活动被加入治疗中时，图中的儿童积极参与到社会交往中并学习如何互动。

下一个例子有些令人难以置信，但很不幸这是真实的。一个声称使用关键反应训练的学校邀请我们去那里做咨询。学校管理人员带我们去查看一个在普通教室中接受完全融合教育的小男孩。当我们进入教室时，这个男孩没有参与任何活动，正在教室里疯狂奔跑，班级助教跟在他后边，我们观察了大约十五分钟。最终，我们询问教师是否有对他进行过关键反应训练。他们回应说当然有。当我们询问他们实施的是关键反应训练的哪个要点时，他们的回答是"儿童选择"，说男孩的选择是在教室里到处跑，所以他们就顺从他。于是我们陪着男孩来到桌前入座并询问他想参与什么活动。然后我们向教师们解释儿童选择或者跟随孩子的引领是指在呈现教学机会时，有具体的目标行为以及使用儿童喜爱的活动或刺激物。在教室中乱跑和什么都不做并不是教学机会。

这里需要提醒的是，有的活动看似不允许加以选择，但其实并不是这样的，只需要一点点想象力就能找到做出选择的机会。例如，儿童必须做家庭作业，而家庭作业有时并不有趣。尽管在这样的环境下看似很难找到做出选择的机会，但确实有。你可以让孩子对完成作业的顺序进行选择或者允许他去任何房间完成作业，你也可以让他选择用喜欢的颜色的铅笔或钢笔完成作业。我们要有创造力，甚至在看似没有选择机会的情况下尝试提供选择，这将产生很大的影响。

儿童非常喜欢选择，我们甚至可以看到选择对减少破坏性行为也有作用。例如，我们服务的一个学前儿童不想离开训练室回家，于是他躺在地板上开始发脾气。几分钟后，当我们发现这种状况还会继续时，我们问他是愿意走到车上还是愿意被抱走。结果他迅速起身并说"走！"，选择发挥了作用，即便是在两件他都不愿意做的事情上。

分散安排习得性任务和保持性任务

琳作为一个言语语言病理学家和教育心理学家，在训练初期试着描述某个儿童的缺陷是什么，然后以这些行为为目标开展实践训练。这对有轻度障碍的孩子很有效，但孤独症儿童却常常在训练期间做出破坏性行为。为分析原因，我们需要回顾习得性无助的概念。孤独症儿童在许

> **分散安排习得性任务和保持性任务**
>
> 在许多已经习得的任务中分散、随机安排儿童还未习得的新技能。

多方面的能力都需要得到提高；最终，他们体验到连续的失败，做出放弃的反应——习得性无助——是非常容易的。因此，如果训练很有挑战性，我们又重复呈现困难的习得性任务时，孤独症儿童可能会认为任务的要求太高，而放弃尝试去做任务。他们会做出破坏性行为以逃避任务。但是我们发现，若将已经习得的任务分散安排在儿童还未习得的任务之中，他们会做得更好。

我们的一个女儿正在攻读特殊教育方向的博士学位，她用运动做了类比。她说教练总是逐渐地使儿童体验到成功以激发他们。训练并不是从硬式棒球或

者快速间距垒球开始，而是从儿童棒球开始。你知道要点所在了吧。如果孩子体验到成功的滋味，那么他／她可能会更加努力。如果孩子连续体验到失败的滋味，那么他／她可能会放弃。将儿童已习得的任务分散安排在新任务中，可以激发他们的动力。你可能以为，所有这些简单的任务回合减慢了学习的速度，但并非如此。其实儿童在分散安排的习得性任务和保持性任务中学得更快。有人将这种理论称作潜在的"行为动力"，意味着如果你做了大量正确的事情——一件接一件的——你便获得了"动力"，它会帮助你完成更为困难的活动。这将减轻你的挫折感，或激励你更努力地（或尽全力地）对那些更困难的任务做出反应。我们都能体会到这一点。让孤独症儿童体会到成功似乎更加重要。因此，为学习新任务，将之前已掌握的技能和更难的任务加以匹配安排是尤为重要的。

任务变化

　　任务变化是分散安排习得性任务和保持性任务。简单来说，就是不要训练，训练，再训练。拜托！每个人都记得那一页又一页既困难又枯燥的数学家庭作业。实际上，我们曾跟女儿的教师商量该如何处理这些恼人的数学习题。我们减少了家庭作业量，因为作业太多而她总是出错——并非她不能解决这些数学题而是她厌倦了。另一方面，当作业量减少后，她专注于那些更少数量的数学题，她更认真地对待每一道数学题的解答。较少数量的习题让她可以更加频繁地转换任务，而非在解答数学题这一项任务上花费过多时间。这次协商取得了惊人的效果，

> **任务变化**
>
> 　　在互动时变化刺激物和强化物。

她完成了医学院的所有课程，在小学阶段跳过一些数学习题似乎没有多大的影响！无论如何，我们认为需要变换任务，不要长时间呈现一项任务而没有其他间隔安排。孩子在任务完成时间较短且与其他任务相混合的情况下做得更好。

即便儿童在目标行为上做得很好，也不要在这一行为上停留时间太长。保持任务的变化，保持儿童的兴趣。

自然强化

不久之前，对我们每个人来说，完成一个训练阶段相当于将一堆抽认卡放在一起，用这些卡片教儿童完成任务，在他们做出正确反应后给予小奖励。实际上，我们对奖励进行过研究，例如改变奖励能否提高孩子的反应。我们并未真正考虑过自然强化物。其实在训练的某一阶段中，当孩子很有礼貌地要求离开时，我们是不会让他离开的。自从使用自然强化物后，事情确实发生了改变。孩子比以前更有动力、更多地参与，并且能够更好地做出反应。例如，我们曾帮助

> **自然强化**
>
> 　使用与任务直接且功能性相关的强化物。

过一个无语言的 5 岁男孩。他能按要求模仿一些声音，但从未真正说出过一个单词。有一天他想要一块小饼干，这是我们为无语言训练准备的奖励物品，于是我们决定用这种饼干来帮助他说出表达性单词。我们拿出饼干并说"饼干"。他已经听到过很多次"饼干"这个单词。我们暂停，然后示范，这样重复了几次。令人高兴的是，每次我们这样做完后，他便仔细且准确地发出"饼——干"。当然，每次他都能咬一大口饼干作为奖励。在此之前，他从未说出过一个单词。由此可见，在这个简单的例子中，使用孩子期望的小饼干作为自然强化物，而非与活动完全不相关的强化物，可以帮助孩子获得巨大的进步。

从那以后，自然强化物成为我们项目中的一个常规部分。无论什么活动，如果使用了自然强化物，你都会发现儿童反应上的巨大不同。例如，如果你教孩子自己穿衣服，你就让他在一间冷一点的屋子里学习而不是在一间温暖的屋子里学习。如果你要教孩子系鞋带，那么就在她将要出门前教她。无论什么活动，只要你愿意思考，总有机会使用自然奖励。甚至在更高级的活动中，如教授分数的

概念，也可以使用美味的点心进行练习。在写作活动中，儿童可以写关于他们想要什么的句子（当然这得在他们学习写句子之后），而不是写老师选择的话题。发挥丰富的想象力，很多活动都可以与自然强化物紧密结合，而且若孩子获得自然强化物的奖励，他会变得更快乐、更具交往能动性，破坏性行为将大大减少。

强化尝试

在一次训练中，父亲一再地对孩子说"不"，即便男孩正努力尝试父亲认为能完成的任务。当然，我们给予了他反馈，并且建议他通过说"很棒的尝试，再试一次"来鼓励孩子而非惩罚孩子。对于总是体验到失败的孤独症儿童，鼓励尝试是非常重要的。无论他们做的是否正确，他们都需要得到与付出尝试的努力相应的

> **强化尝试**
>
> 强化清晰明确、有目标指向的合理尝试。

奖励。现在要注意的是，不要混淆孩子不愿意尝试时的反应。有时，儿童会做出不积极的尝试，偶尔会是正确的；有时，他们是在不经意地环顾房间时做出反应。不要对这种类型的反应给予奖励，他们不是在尝试。尝试指的是必须排除不合适的行为，而且可以非常明显地看出"这个孩子正在进行真正的尝试"。不论距离目标行为有多远，若每次真正的尝试能够使儿童的动机得到显著提高，儿童都应得到奖励，即便他的行为不是百分之百的正确。

动机作为一个关键领域的科学证据

不仅我们的初期研究显示动机对于改善沟通非常有效，而且我们的后期研究也显示动机对于孤独症人士在其他领域的学习都极为重要。组成关键领域中

提高动机方法的每一个步骤，都是经过仔细研究的，理解这些非常重要。

首先，1979 年我们（R.L. Koegel & Egel）假设孤独症儿童有习得性无助。回顾塞利格曼等人（Seligman et al., 1967, 1968, 1976）的早期研究结果表明，如果行为结果（无论是奖励还是惩罚）与行为不相关，则最终结果是缺乏尝试。我们认为这可能是孤独症儿童常常不能学习新任务的原因。孤独症儿童似乎认为他们做不到某些事，但实际上他们可以做到这些事。我们探讨了这个观点，并发表了一篇文章：《孤独症儿童的动机：他们是有能力做还是他们不会做？》（R.L. Koegel & Mentis, 1985）。在这篇文章中，我们假设是儿童的习得性无助致使他们尝试逃跑或者回避他们认为困难的社交互动。他们回避学习，因为他们有一种错觉，认为自己无法成功完成学习任务。我们假设这种对社会交往和其他学习机会的逃避，又导致儿童无法学习成长所需的重要技能，进而引发了孤独症症状的全面爆发。这就是一个恶性循环。为解决这个问题，我们假设如果儿童能够认识到他们的行为与行为后果是相关的，那么孤独症症状的严重程度可能会下降，由此儿童的行为可能快速改善。也就是说，如果干预集中于提高他们参与社会交往的动机和他们尝试学习其他任务的动机，那么儿童的发展水平可能将得到全面提高。我们再次发现缺乏动机是问题的关键所在，重视动机非常有意义。

在减少习得性无助的研究方面，我们取得了巨大的成功。我们识别了有影响力的动机变量，这些动机变量对增加孤独症儿童的动机，并促使他们参与社会交往以及取得学业成就或其他技能等非常有效。如今，关键反应训练中的动机领域成为一个含有五项策略的"策略包"：儿童对刺激物的选择；自然强化物的使用；强化尝试；对保持性任务和习得性任务的分散安排以及任务变化。下面分别对每个组成变量的实证证据进行描述，作为对这个策略包有效性的证明。

刺激物的选择

我们首先探索的动机变量便是儿童选择。这听起来并没有逻辑性，但当我们进行回合式教学时，临床医生可能选择的刺激物大部分是抽认卡。是的，令人厌烦的抽认卡。然而，当儿童可以在学习互动中选择刺激物并使用时，他们的动机惊人地提高了。选择的有效性非常强大，大量研究已证实选择对于所有人都有效（Kern et al., 1998; R.L. Koegel, Dyer, & Bell, 1987）。

在孤独症领域，我们就会话和选择展开了一些研究（R.L. Koegel, Dyer, et al, 1987）。研究结果显示，当孤独症儿童在社会交往互动之中能够选择讨论话题或游戏类型时，他们的动机会提高，并且变得更加社会化。此外，数据显示，若我们教孩子们将互动话题转向他们喜欢的领域，他们对社交互动也会更加积极。这是一个使他们在学习的开始阶段就变得更加社会化的好方法。当儿童变得更有动机且能更好地与人沟通时，父母、教师和治疗师便可以开始教他们如何成为一个好的倾听者，学会提问，以及有情感地做出反应。但是，请记住，第一步是使他们有动机。

自然强化物

第二个发现是，反应与强化之间的联系对提高儿童的学习动机有重大影响。我们假设自然强化物——或者简单地说，奖励——与我们所教的行为直接相关，那么儿童就能更快取得更广泛的学习结果（Skinner, 1954, 1986）。换言之，当目标反应与强化物直接（而非间接）相关时，儿童能够学得更快，得到更广泛的成就。例如，如果我们教孩子打开午餐盒，那么我们可以在午餐盒内放入她喜欢的食物，而不是教这个孩子打开午餐盒后再给她奖励（R.L. Koegel & Williams, 1980）。与之同样有趣的是，当反应与强化物的关系是直接、自然且有意义时，也会对提高儿童的成就影响重大，这表明儿童对学习更有兴趣了（R.L. Koegel & Williams, 1980; Williams, Koegel, & Egel, 1981）。研究人员（Dunlap, Kern, 1996; Hinton, Kern, 1999）在一些重度残疾儿童身上证实了这项发现。例如，一个无法学会写作的儿童为逃避写作任务，而表现出严重的破坏性行为，但是当写作课设计得更有意义时（也就是写作任务与自然强化物直接相关时），如写封信给一个他认为很重要的人，其学习过程和学习结果都得到了明显的改善。

同样，我们可以用不同的材料以更有意义的方式来教授其他概念（如使用公交车时间表来教授时间概念）。卡兹丁（Kazdin, 1977）假设一组可能发生的自然直接的反应—强化物会比一组间接的强化物更加有效，因为这种直接的偶然事件和目标反应在发生时间和物理距离上与强化物很接近。例如上述例子中，当孩子学习如何打开午餐盒时，午餐盒里的食物便是一个与打开盒盖这个动作紧密联系的自然强化物。相反，当强化物与反应动作间接相关时（如临床医生在孩子尝试打开午餐盒之后递给她一个强化物），干扰行为（如拿奖励物品）可能就会在目标反应和强化物的传递过程中发生。这听起来很复杂，但有趣的是，儿童从两种方式中得到的是同样的奖励。我们为什么不尝试做出一些改变？要使互动具有意义，强化物和行为之间需形成直接的联系。

在相关研究领域，我们想知道社交奖励是否可以取得同样的积极效果。我们的研究（R.L. Koegel, Vernon, Koegel, 2009）显示，如果社交互动嵌入到自然强化物的传递过程中，儿童就会变得更具社交主动性。例如，当我们在教授言语沟通时，提供自然奖励的方法如下：当孩子提出跳蹦床的语言要求时，我们允许孩子跳蹦床作为自然奖励，那么孩子发出请求的动机将会提高，但在社交行为上的进步可能会很小。相比之下，如果成人在孩子做出请求后加入孩子跳蹦床的活动中，孩子可能变得更具社交主动性，也更喜欢说话。这项研究再次证明了，与目标行为内在、直接相关的强化物，能够提高儿童尝试做任务的动机。这一策略对沟通、行为甚至社交参与都起作用。

强化尝试

在动机和孤独症领域里最重大的突破是，对儿童学习做某一任务的尝试进行强化。虽然在这种强化下他们的反应有可能是不正确的，但比起严格的行为塑造范式下做出正确反应的强化，这种强化更加有效。在这之前，大部分行为都是通过行为塑造模式教学的。这种方式对很多临床医生来说是一个挑战，因为他们只奖励达到或者优于之前反应的行为。这听起来容易，但当你干预的行为是第一次说出一个单词，那么说它具有很大的挑战性是完全准确的。此外，因为很多目标行为对孩子来说真的很困难，所以他们常常不能得到那么多的奖励。与此相比，在习得性无助理论的直接支持下，数据表明，如果尝试得到了奖励，儿童就会开始做出很多令人吃惊的反应。很显然这些反应在他们能够做出的行为范围内，但他们从未做过。

例如，我们在这个领域里进行的最早研究之一（R.L.Koegel, O'Dell & Dunlap, 1988），就是针对多年内从未说出过单词的无语言孤独症儿童使用了一项塑造干预（对连续的更加正确的反应进行强化）。相比之前他们习得语言的失败，当他们因尝试得到奖励时，他们迅速地习得了大量词汇。这一研究中最关键的是"尝试"。即便他们做出了正确的反应但并不是真正的尝试，我们也不会奖励他们。他们必须是真正做出尝试。但是如果他们确实尝试了，即便尝试结果不是正确的或者还不如之前的反应好，我们仍会奖励他们。当孩子们因尝试而得到奖励时，他们说出单词的速度和准确性是难以置信的。这是在一组经过几年无效干预的无语言儿童身上发生的事情。这也是我们采用孤独症儿童"生成语言的使用"而非采用"习得语言"作为这篇总结性文章的标题的原因。这些孩子学得很快，似乎他们可以生成很多单词却从不尝试。

尽管我们希望孩子在没有人教的情况下也能够说出完整的词汇，但这并不符合实际情况。他们仍然需要学习单词，并且以一种极快的速度学习单词，像正常发展的儿童一样。此外，在干预之后，孩子们（像正常发展的儿童那样）在不需要直接干预的情况下，开始在其他环境中通过观察习得单词，这是另一个积极的泛化结果。

随着对这些动机变量的发现，始于19世纪60年代的、对模仿这一关键行为的研究最终取得了成功。换言之，当儿童有足够的动机时，他们会开始模仿，而这会带来广泛、快速的学习。这些研究再次证明了，在儿童获得像模仿等重要技能之前，促进其拥有动机是需要被解决的核心问题。

分散安排保持性任务和习得性任务

动机策略包的另一个组成部分与分散安排简单任务和困难任务相关。在一项重要的研究中，邓拉普（Dunlap, 1984）表示解决孤独症儿童的动机问题部分在于干预者实施教学预定目标的方式方法，即我们常常把关注点放在教授孩子那些不知如何做的任务上。乍看之下这种策略很合理，但我们总是教授新的困难任务，而不考虑这对学习者——尤其是孤独症儿童，是非常苛刻且容易令其沮丧的。对习得性无助者来说，这种方法将带来一场灾难。但我们发现如果将新任务和儿童已习得的任务相混合，儿童会更有动机去学习完成新的困难任务。我们称之为分散安排习得性任务和保持性任务。即使用 7∶1 的比例分配保持性任务与习得性任务会与仅教授习得性任务产生很大的差别，儿童可从分散安排中获得更多成就。事后看来，这是有道理的。在教师或他人的指导下，如果儿童想学习，他们会学得更快。如果他们想离开学习环境，他们就学得很少。分散安排大量的保持性任务回合，使得儿童能够保持参与感和兴奋感，即便困难的新任务频繁地出现。

一些研究人员（Carr, Newsom, Binkoff, 1976）报告了一个相似的结果。通过在一系列简单的要求中"掩藏"一项困难任务，他们使儿童执行了这项任务，甚至是之前通过极端的问题行为（如自伤行为）尝试逃避任务的儿童也执行了。与这种相类似的策略对其他人群也有效。例如，一项研究显示（Singer, Singer, Horner, 1987），如果将之前拒绝执行的困难任务分解为一系列简单的小任务，即便是智力障碍者也能完成这个任务。有人将这个现象称为"行为动力"（behavioral momentum）。行为动力是指人获得了反应的动力，并且由于他们获得了这种动力，当新的困难任务分解为一系列小任务时，他们便会继续完成。

任务变化

与分散安排密切相关的是任务变化。具体来说，我们的研究表明，与重复呈现单一任务训练—实践模式相比，当任务频繁改变时，儿童更有动力学习并且学得更快（Dunlap & Koegel, 1980）。换言之，这会带来正确的反应、反应频率的提高和带有积极影响的进步。任务变化的整体理念是让孩子学得更快，同时获得更多乐趣。

这也是合乎逻辑的。例如，有多少正常发展的儿童会坐在桌前反复比较大物品和小物品来学习大小的概念？并不多。正常发展的儿童是在自然的回合教学中学习大小或其他概念。这可能并不令人惊讶，但这似乎是对孤独症儿童教学的最好策略。与坐着接受同一任务的密集训练相比，在一天之中自然地分散安排教学回合，儿童更能够接受任务和减少沮丧感。此外，这对于成人来说也很有趣！

全方位的动机策略包

我们发现了与孤独症儿童提高动机和全面学习相关的上述变量，而在几年前让孤独症儿童有动机去尝试完成困难的学习任务（社交沟通）几乎是不可能的事情，我们很高兴发现了这些动机变量。现在很多不同的激发动机的程序都在被使用，让孤独症儿童参与社交沟通变得容易多了。这真的很令人兴奋。

然而，我们开始好奇这些变量指向什么，在这些变量之间是否存在一些联系？我们好奇是否有可能将这些变量都囊括在一套策略包中。这样一个策略包可能极为有效，但它可能也很难实施。当这些变量合并实施时，效果惊人，孤独症儿童像正常发展儿童那样自然地互动。孩子们玩得很开心，这也使得干预对干预实施者，如教师、临床医生、家长和其他人都很有吸引力。惩罚变得没有必要，因为孩子们学得很快。这很简单，我们先采取传统的回合式教学方法，再系统地将选择、自然强化物、分散和任务变化等变量合并其中。结果非常惊人。之前无语言的孤独症儿童开始广泛使用语言（R.L. Koegel, O'Dell et

al., 1987）。与之前不加入动机变量仅进行回合式教学的方法相比，孤独症儿童
的学习进步快得惊人。此外，孩子们在更广泛的环境中大量使用语言，说明他
们不仅学会了这些单词，而且也能在不同的环境中使用它们。也许最重要的是
孩子们显然很享受训练的过程（通过测量影响等级量表），他们不再试着逃跑、
躲避或者中断干预。他们露出更多的笑容，更感兴趣，更多地参与，最终学得
更快。另外，实施关键反应干预包后家长也笑得更多，与孩子的互动增加，压
力减少，为孩子提供了更多的学习机会。

表 2–2　关键反应训练的好例子和坏例子

	目标	不良示例	良好示例
儿童选择	学习颜色	使用任意物品教颜色，例如使用绘画纸来教红色和白色。	使用孩子喜爱的玩具或物品教颜色，例如玩玩具消防车时教红色和白色。
分散安排保持性任务和习得性任务	完成家庭作业	仅教孩子计算减法题。	在许多孩子喜爱的简单任务中，随机添加减法题。
直接、自然的强化物	区分快和慢	在孩子面前以不同速度摆动一支铅笔，让孩子说，每次摆动是快还是慢。	玩球时让孩子要求以快或慢的速度拍球；按照要求拍球。
	发起 wh- 提问	孩子指着包说"那是什么？"然后给他 M&M 豆，对他说"好问题"。	孩子指着包说"那是什么？"然后从包里拿出他喜爱的物品。
	跟随指令	给孩子看图画书并下指令"触碰杯子"；治疗师说"干得好！"如果孩子反应正确，就翻到下一页。	孩子对指令"触碰杯子"反应正确；当孩子找到杯子，治疗师把装着少量橙汁的杯子递给孩子。
强化尝试	尝试说出单词	孩子说出"q"，然后治疗师指导他说出完整单词（球）。	孩子说出"q"后，迅速给他一个球。

　　如表 2–2 的介绍所言，我们研究中心和其他学者已经测试了动机变量策略
包。结果一致显示，孤独症儿童具有超出我们之前预估的更多的能力。当孤独
症儿童被激励时，他们在语言、社交行为、学业成就、共同注意和象征性游戏
等方面都取得了显著的进步。他们的幸福感、兴趣和投入程度都有明显的提

高。实际上，他们不再出现哭闹和发脾气等消极反应，而是有了更多积极的反应，如出现微笑、大笑和甚至发起额外的互动等，这就是整个过程的意义所在。

> **误解：** 由于孤独症儿童的缺陷，他们在重复的训练—实践回合中做得最好。
>
> **事实：** 将动机程序纳入干预中，能减少破坏性行为，提高兴趣和幸福感，提高学习的速度。

在日常环境中使动机程序发挥作用

要使动机程序发生作用，首先需要创造机会。即便有引起动机的条件，大多数孤独症儿童最初也不会主动要求干预。在初期阶段你不会看到他们主动发起社交互动（见第四章自我发起），他们会试着独自完成所有事情，只是为了避免社交沟通。因此，为沟通或其他目标行为创造机会是非常重要的。这意味着你需要完全改变你的心态。你要具有前瞻性，考虑到每一个使孩子有动力的情境。如果他喜欢乘车兜风，他需要在要求外出兜风时说些什么。随着孩子技能的提高，你可以适当增加一些如带钥匙出门、系好安全带、发动引擎和开车等任务。我们研究中心有一个喜欢和爸爸一起开车兜风的孩子。他们有一项规定：在出发前要从 10 开始倒数：10——9——8——直到数到 1，然后全家人高呼"出发！"爸爸便开始开动汽车。在孤独症儿童感觉乘法计算很难时，我们决定让家庭把乘法计算加入开车游戏中。与从 10 倒数不同的是，他们以 10 乘以 1，10 乘以 2，以此类推——10、20、30、40、50、60——直到乘到 100，然后他们就开车离开。后来，我们让他们用 5 或者其他数字来重复以上方法。这样一来，原先的常规训练——令人厌烦的乘法题，变成了有趣的家庭游戏。

如果你是一名教师，你就不得不考虑这个不幸的事实：在学校环境中，大多数孤独症孩子仅仅能得到一小时的表达性沟通的机会。这不是一个印刷错误——每次一小时。如果你感到惊讶，或许你不是这样当教师的，但教师们确实每天平均只提供一小时的机会。孤独症谱系障碍儿童本身在沟通领域就有显著的缺陷，需要持续的、频繁的机会来进行语言沟通，因此我们可以在课堂环境中重复设置机会。如果孩子喜欢在户外玩耍，让她提出外出、打开门的要求，并告诉你在屋外她会做什么等。午餐和零食时间常常为儿童要求食物提供绝佳机会，尤其是对玩具不感兴趣但喜欢零食的孩子，你可以将每片薯片作为一次让孩子提要求的机会或将三明治切成小块以提供更多的机会让孩子主动发起对话。我们的目标是让孩子在午餐时间或者餐桌上变得更具社会性，而实施这个策略是达到此目标的良好开端。

刚开始的时候，大多数机会是为儿童要求某物或者某项活动创造的。这是一个简单却重要的出发点：尽管说话是困难的，但他们在学习，最终会达到我们期望的结果。一段时间后，一旦他们对沟通变得更有激情，你可以寻找更具社交性的机会。很重要的一点是，需要确定孩子对每日的互动活动是否有动机。这些动机变量可以纳入包括学业在内的每一项活动中。当你确定自然强化物与任务相关联时，所做的一切会更有意义。作为一名教师或者家长，当孩子成为一个热情的、投入的学习者时，你会变得更加快乐。

自我反思

家长

1. 我给孩子选择权了吗？

2. 我是否分散安排了容易的和困难的任务？

3．我对孩子的"尝试"进行强化了吗？

4．我为孩子提供的活动中能够找出自然强化物吗？

5．在一天当中，我为孩子提供表达性沟通的机会了吗？

教师

1．我将激发动机的活动纳入课程中了吗？

2．我给学生选择权了吗？

3．我对学生的"尝试"进行强化了吗？

4．我是否分散安排了容易的和困难的任务？

5．我的学生接受了能引发积极效果的自然强化物吗？

6．在一天当中，我的学生得到了能带来积极效果的表达性沟通的机会吗？

第三章　如何减少破坏性行为

不久之前，我们团队遇到一群非常认真的父母，以及来自美国各地的从事孤独症儿童、青少年和成人工作的专家们。当我们正讨论不同类型的干预时，一位来自东海岸的母亲对我们说："有种说法，你们仅仅关注高功能孤独症儿童，却对有破坏性行为的儿童视而不见。"这是原话，一字不差。听到这句话时，我们笑不可抑。然后，我们问这位母亲，难道人们认为圣巴巴拉地区的孩子（以及我们平时直接面对的大部分孤独症儿童）天生就没有破坏性行为？听到这儿，她也笑了。

虽然我们拿这件事开玩笑，但我们也认同研讨会上与会者所说的，我们所面对的孤独症儿童，他们的破坏性行为确实不多。他们不是天生不会做出破坏性行为，而是因为我们使用了动机程序。最低限度？如果孩子们感到快乐，他们便不会做出破坏性行为。

那么，你可能会疑惑，为什么不对每一个孤独症儿童都使用动机程序呢？原因是：训练。训练某人拿出预先印好的抽认卡，问"这是什么"，要比培训某人引导儿童发现自己的兴趣所在并保持下去的同时穿插着呈现教学机会，然后持续提供自然强化物要简单得多。看起来好像很容易，也能让人听懂，但几乎没有人能够满足我们的干预所要求的忠诚度——至少在 80% 的水平上。我们培训的很多人都拥有硕士学位或博士学位。对每个培训者仅仅使用统一标准或许会更简单，但是这对孩子们来说却不是一件好事。当动机程序正确实施时，

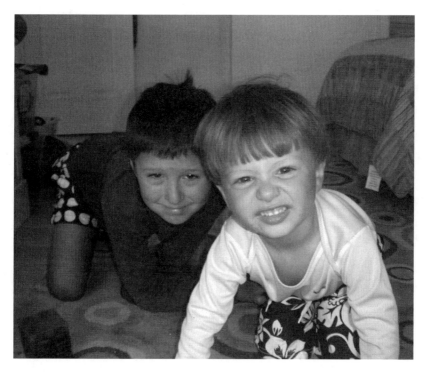

这个儿童正在学习适当的替代行为，所以他能够与弟弟玩得很开心，而非做出攻击和破坏性行为。

我们很少看到或几乎看不到任何破坏性行为。

话虽如此，但对一些孤独症儿童来说，他们大部分或全部的破坏性行为都是沟通性的。因为所有的孤独症者在沟通方面几乎都存在着某些问题，当他们沮丧、厌烦、疲惫、饥饿或有其他任何情况发生时，总会做出一些对我们来说非常具有挑战性的行为。当孤独症儿童不使用沟通方式来表达负面情绪时，他会通过破坏性行为来传达信息，尤其当破坏性行为发挥作用或曾经发挥过作用时。对破坏性行为如何进行处理取决于对其背后动机的理解。人们做出破坏性行为，（通常）是出于试图回避某一困难任务或试图获得某种关注。实际上，我们遇到过很多学龄阶段的孤独症儿童，他们试图与同龄人互动，却使用了不恰当的方式。

正常发展的行为和破坏性行为

就正常发展的儿童而言，当他还是婴儿时，通过啼哭来交流和沟通。一旦他们开始学习说话后，啼哭明显减少。然而，小孩子们有时也会用啼哭这种原始方式来沟通和传达信息。大部分父母会对孩子说"说话"或"别哭了"来阻止孩子哭下去，之后孩子便开始使用更高级的沟通方式——说话。说话是一种比啼哭更为社会所接受的沟通方式。某些词语尤其实用。我们将在第四章中自我发起方面讨论当任务很难完成时，如何教孩子使用"帮"这一词语。一旦儿童学会以一种有意义的方式使用话语时，他们将发现话语在得到想要的结果方面非常有用，而且他们通常不会再使用沟通的早期方式，如发脾气。孤独症儿童在学会说话方面存在一些困难。这也就是关键反应训练的价值所在，关键反应训练能够激发儿童去尝试学习说话，培养说话的能力，从而消除大部分的破坏性行为。

现在，让我们思考一下儿童做出破坏性行为以获得关注的情况。我们需要注意到其发起的动机。若儿童有动机，那么教会儿童获得关注的社会性发起将非常容易做到。最初可以教儿童一些简单的词语，如"看"，来向她的父母展示她在做什么。其他形式的发起也非常有用。例如，提问不仅可以获得关注，还可以增加知识。甚至对于一小部分几乎没有语言的儿童来说，我们也能够通过符号、图画卡片或电子设备教导其使用恰当的沟通方式。你的教学目的是使所教授的沟通方式必须达到与问题行为同等的功能。

记住非常重要的一点，那就是当儿童做出破坏性行为时，是有因可寻的。通常，原因与儿童的习得性无助有关。而且，破坏性行为通常是起作用的、高效的，甚至是受到大人无意中的鼓励的。一旦儿童能够有动机做出某事，破坏性行为就不是必要的了。孤独症儿童表现出的破坏性行为具有逃避或拒绝的功能。也就是说，他们试图逃避或拒绝复杂的社会交往任务、复杂的学习任务等。我们假设，实施关键反应训练使孩子们有了动机，从而积极参与社会交往、完成学习任务等，那么他们将不会做出破坏性行为以避免或拒绝任务。相比之下，他们也会有动机去表现出良好行为。因此，对于孤独症儿童来说，找出其动机关键领域是非常重要的，这也是消除破坏性行为的重要因素。人们总是惊讶地发现当孤独症儿童产生有效的动机去表现出良好行为时，破坏性行为就消失了。这个好处仅仅是实施关键反应训练的副产品。观察者们经常这样说，"他过去的破坏性行为非常严重，经常向下旋转身体，但现在他变成一个很乖的孩子。我很疑惑这期间发生了什么。"答案很简单，那就是：动机。

处理破坏性行为背后的科学依据

为了理解关键反应训练为什么能够那么自然地适于处理破坏性行为，让我们举一个例子，一个表现出破坏性行为以逃避复杂任务的孩子，对其实施关键反应训练，需要激发孩子做这个任务的动机，使他不再逃避。当我们使用关键反应训练开展一项研究，教一个无语言的孩子开口说单词时，可以回想第二章在沟通方面干预的讨论（P.L.Koegel et al., 1992）。我们对比了两种情况。第一种情况，我们使用了关键反应训练的动机程序；第二种情况，我们使用了回合式教学且不遵循动机

> **破坏性行为的一般功能**
> · 用于拒绝任务
> · 用于逃避任务
> · 用于获得关注
> · 用于得到想要的东西

原则。你还记得发生了什么吗？结果清楚地表明，当使用动机程序时，破坏性行为大大减少，甚至最后完全消失了，而我们的直接目标都不是消除破坏性行为。这种附带的效应具有重要意义，因为破坏性行为消失后，干预者才能专注于教学，而不必分神去继续处理破坏性行为（不停地说，如"把手举起来"或"别哭了"）。想象一下若是在学校场景下这些益处发挥的作用。有不少孤独症

孩子因为做出破坏性行为，被赶出教室或被安排暂时休息。这种"解决方法"通常加剧了孩子做出破坏性行为——尤其是当破坏性行为的功能是逃避或拒绝任务时。

同样，在另一个研究中，我们集中精力教授和纠正发音不太标准的孩子他们并不理解的单词的发音（R.L. Koegel, Camarata, Koegel, Ben Tall, &Smith, 1998）。在实验阶段，我们意外地发现了类似上述研究的附属结果。在研究开展之前需要得到一些人的批准，这意味着我们必须得到特殊许可才能开展以人为被试的实验；这项要求源于过去对以人为被试的实验的滥用，你也许听说过不合伦理的程序（通常是医学程序）曾不经被试同意便被实施。总之，这项研究需要经过一些人的同意，我们将这些和盘托出，是因为我们曾做过不同类型的干预，如果孩子们由于这个实验变得具有破坏性，我们将终止实验。我们在开展研究的过程中发现，使用常规的回合式教学方法时（不包含动机变量），孩子们经常做出破坏性行为，接下来的很多实验阶段不得不被中止。在关键反

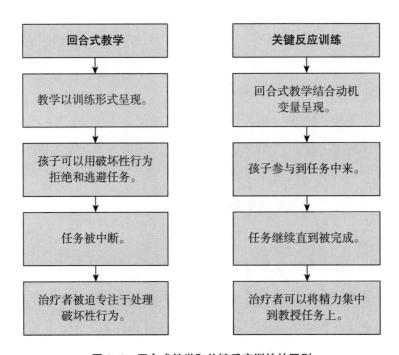

图 3-1　回合式教学和关键反应训练的区别

应训练实验中，孩子们几乎从不做出任何破坏性行为。他们非常喜欢做任务，甚至他们为了能够参与做任务而与我们约法三章——他们最不愿意做的便是中止研究的任何一个实验阶段。实际上，有些家长告诉我们，如果对孩子说孤独症研究中心放假休息了，孩子会很沮丧。

自我反思

家长

1. 在什么环境下，孩子会做出破坏性行为，在这些环境中有什么动机因素？

2. 孩子通过做出破坏性行为得到他想要的东西了吗？

教师

1. 我的课程有引导学生减少做出破坏性行为的可能吗？

2. 我如何改变教学以使动机因素时时刻刻都存在于每一次活动中，从而让学生不做出破坏性行为？

第四章　如何教授自我发起中的关键技能

除了请求老师和父母外，拉塞尔很少自己主动地与人交往。他看起来似乎对别人不感兴趣，而且需要旁人很大的鼓励和推动才会和其他孩子一起互动。他的词汇量很丰富，能理解他人的语义，还能适时做出简单的语言反馈。您能就如何帮助他与人交往或者交朋友给予我们一些建议吗？

在前面章节，我们已经探讨过如何激发儿童的动机来鼓励他们表达与交流，如何利用儿童感兴趣的特殊事物为教学和自然强化创造机会。根据我们往常的经验，如果对3岁之前的儿童进行动机干预训练，那么95%的无口语儿童在干预计划完成之后都会表现出一定的口语表达能力。如果在3～5岁阶段进行干预，大约85%～90%的儿童也会具备一定的口语表达能力。如果错过了最佳时机，在5岁之后才进行干预训练，那么效果则会大大降低，大约只有20%的儿童能表现出口语表达能力。但是我们也不要过分悲观，这并不意味着您的孩子5岁之后就不具备口语能力了。大约有20%的孩子的反馈还是很不错的，其他的孩子则会通过后续进一步的动机干预策略学习如何表达。

事实上很多孤独症儿童是有语言能力的，但即便如此，他们与他人的正常的语言交流也是非常有限的。他们与他人的交流通常表现为他们有所请求或需求，可想而知，他们的这种能力是在生活中不断自我教学而习得的。因为他们知道，每当有需求时，他们必须使用丰富的语言或者简单的表明目的的词汇来使他人了解进而满足自身的需要。有些时候，孤独症儿童会使用一些简单的表达来表示拒绝。比如，当他们不想参与某些任务或活动时，他们会说"不"；当他们已经获得了足够的社会交往后，他们会和别人说"再见"。但也仅此而已，他们参与交往的目的并不是为了体验交往本身的乐趣，大多数情况下他们的语言表达都与自身的需求和拒绝有关。这就是为什么我们要教授孤独症儿童自我发起的缘由。

在谈论如何教授孤独症儿童自我发起的具体策略之前，我们先对自我发起进行一个大概的了解。正常发展的孩子在很小的时候就已经具备自我发起的能力了，即使是还没有学会说话的孩子，他们也会通过手指、眼睛来指向某件物品，再看看他们的父母等，表示他们对该物品的兴趣，用这种方法主动发起与父母的交流。然而，在孤独症孩子身上，你很难发现这种主动发起的意识和交流的意愿。

有时候 1 周岁左右的具备正常语言能力的儿童就会指向某件物品，并说出"啊"，这个"啊"通常就是儿童最初掌握的词汇之一。他们会说出"啊"主要是因为成年人经常为他们展示某件物品，并鼓励他们为该物品命名。可是他们尚不知如何组词，所以只能简化表达方式，最终用一个单词来说明。然而，这个词却卓有成效。因为当一个小孩子指或看一件物品并向大人说出"啊"这个词的时候，大人们就会帮助他为这个物品命名。循环往复，这个孩子就逐步掌握了巨大的词汇量。有趣的是，对每一个语言发展正常的孩子来说，这个学习过程并不需要任何具体的训练或者教学。可见，这些简单的互动在孩子很小的时候就已经表现出来了，而且是孩子自己主动发起的。事实上，一些孩子就是通过这种主动发起的交流方式逐渐掌握了巨大的词汇量。如果父母每次都给予孩子反馈并为物品命名，或者为孩子补充该物品的其他信息，那么孩子就会开始学习语言（如组词）。例如，一个发展正常的孩子近几个月都在指认物品，一天她指着桌上一件特殊的物品向她的爸爸或妈妈发出"啊"，她的爸爸或妈妈告诉了她物品的名字是"candle"（蜡烛），结果孩子学着读出"cadow"。接着，爸爸或妈妈对她进一步解释道："亲爱的，这是一支高高的蜡烛，它特别大，特别高。"从这个例子中，我们可以看到，爸爸或妈妈不仅告诉了她物品的名称，还进一步帮助她发展语言。可见，正常发展的孩子正是通过这种互动逐渐丰富语言知识，发展表达能力。

表 4-1　自我发起的说明

自我发起	目标	步骤	例子
那是什么？	增加词汇量，尤其是表达性词汇	把孩子希望得到的各种物品放在一个不透明的袋子里，然后鼓励孩子说"那是什么"，再从袋子里拿出物品，并为其命名。之后逐渐增加孩子不知道名称的物品并撤除袋子。	孩子喜欢恐龙玩具，所以我们把不同的恐龙玩具装到袋子里面。鼓励孩子说"那是什么"并回答他"霸王龙"，然后把玩具给孩子。随后，再把一些普通物品放进袋子里，并逐渐撤除袋子。
它在哪里？	掌握广泛使用的介词	把孩子喜欢的各种物品藏起来（比如，藏在里面、上面、后面），然后鼓励孩子自发说出"它在哪里"，再告诉孩子物品的具体位置，让他找到自己喜欢的物品。	当你把硬币藏在房间里时，孩子觉得很困惑，然后你在寻找硬币时鼓励孩子说出"它在哪里"，然后用不同的介词短语回答他，例如"在桌子下"，让孩子找到他想要的硬币。
它是谁的？	发展使用代词的能力，包括"你的"和"我的"	把孩子喜欢的物品放在他面前，鼓励孩子问"它是谁的"，然后回答孩子说"它是你的"，接下来再鼓励孩子说"它是我的"，再给孩子他想要的物品。	把孩子最喜欢的糖果放到他面前，鼓励孩子说"它是谁的"，然后回答孩子"它是你的"，再鼓励孩子说"它是我的"，再给孩子想要的物品。
正在发生什么？	增加动词的多样性运用及时态变化	寻找一些孩子感兴趣的立体书，并操作书中的机关。鼓励孩子根据正在发生的场景（正在发生什么？）或者已经发生的场景（已经发生了什么？）自己提出问题。	孩子喜欢玩具火车，所以你可以构建一个玩具火车轨道，然后让一小节轨道断裂。当玩具火车经过这个轨道的时候，鼓励孩子问"发生了什么"。然后回答孩子"轨道坏了"，再修理一下轨道，让孩子能够继续玩玩具火车。
看！	自发寻求注意阶段	挑选出孩子喜欢的玩具或活动，在给孩子玩具或参与活动之前，鼓励孩子对另一个人说"看"。	孩子喜欢投篮，你把篮球举起来，然后鼓励孩子对同伴说"看"。在同伴看了或说了一声"酷毙了"之后，你站到旁边，让孩子开始投篮。
帮帮我！	自发寻求帮助阶段	设置孩子需要他人帮助来处理玩具或安排活动的情境，鼓励孩子说"帮帮我"，然后帮助他们处理玩具和安排活动。逐渐撤除鼓励提示，让孩子独立发出"帮帮我"的求助。	孩子喜欢画画，把画笔和纸放到桌子上，当孩子试着要拧开笔的时候，鼓励他说"帮帮我"，然后回复孩子"好的，我来帮你"，接着帮他拧开笔，把笔递给他让他画画。

然而，这些互动对孤独症谱系障碍的孩子来说却是个难题。很多孤独症儿童很少有这种主动发起交流的意识和行动。这可能是由于我们从一开始就教孩子们对他们高度需要和感兴趣的事物要做出反馈，而对其他社会互动行为要求较少，我们没有用过这种方式教他们与他人交流。还有一个原因，那就是这种自我发起式的互动是一种社交活动，对孤独症儿童来说是非常困难的。相比之下，尽管正常发展的普通儿童已经知道了物品的名称，但是他们会因为社会互动的需要，仍然不断地重复询问"啊"。对于有社会交往障碍的孩子来说，学习词汇都已经非常困难了，更不用说参与到社会互动中去，因此他们很少会因为互动本身的乐趣而主动开始与他人有社会性或语言互动。不论何种缘由，我们不得不承认，在现实情况下这些孤独症儿童可能根本就没有自我发起式语言，或者不能利用自我发起式语言和他人展开一段良好的对话。更糟糕的是，他们不能像普通孩子一样，通过问问题来学习更丰富、更重要的词汇或其他语言信息。

另一个问题是干预的长期效果。不久前我们做过一项研究，回顾了一些孤独症青少年和成人在学前期的录像。这个研究是我们准备搬到另一栋楼的时候，突然闪现的想法。当时我们桌上叠了一层又一层又大又旧的录音带，而现在的摄像机早已缩小到可以轻易装进一个钱包或手袋，所以这些录像带太陈旧了，以至于我们都找不到能播放它们的录像机。有一天，我们走在校园里准备一起讨论该如何处理这些录像带，并聊起了录像带里的这些孩子。琳认为录像带中的孩子已经长大成人了，而这些录像带装着他们小时候成长的故事，所以这些录像带是非常宝贵的资源。鲍勃开始回忆这些孩子并毫不夸张地表示说，对这些孩子的教育是一段充满了热血、汗水和泪水的故事，他们当时在这所大学接手了最著名、技术水平最高的综合性干预项目并夜以继日地开展，这些项目计划包括对家长教育、学校协调、日常治疗等。孩子们当时的表现让我们感到很乐观并对其未来充满信心。这些孩子当时都有语言能力，智商均在 50 以上，这是两项良好的预测指标，他们中有一些具有优秀的早期认知技能，而且他们的父母都非常投入、有决心，有很多孩子长大后就没有了孤独症的症状。

但是有一些孩子，比如钱斯、桑迪、拉里，他们怎么样了呢？他们的现实情况很不乐观。这些孩子最后都需要持续的监督，过着受限制的生活，我们也不知道具体的原因。他们表现出攻击性、破坏性，完全没有社会性，不能参与社区融合活动。3 岁就会阅读的钱斯为什么看起来了无生气，而且连一份简单的工作都不能胜任？钢琴水平接近于专业选手的桑迪为什么现在在家里都需要持续的监督？为什么他变得如此具有攻击性以至于只能待在家里？为什么小时候语言丰富并且能够完全融合的拉里现在变得如此具有破坏性，以至于他的父母都不敢把他带出家门？我们不得不承认，我们的干预对他们来说是失败的。与此同时，我们也讨论了其他孩子，根据我们的记忆，他们和这些孩子在学前期具有一样的特征并接受同样的干预计划，但是干预却很见效。例如，杰克在高中毕业典礼上发表了演讲，他还有一个很好的朋友，也很喜欢团体运动。泰森以优异的成绩完成了大学的学业，现在已经是加利福尼亚州最好的网球运动员之一。林赛在高中就一直很受欢迎，她喜欢照看婴儿，会将电影评论传至网上，目前她已经得到了自己喜欢的工作，成为一名法律助理。由此一个可怕的问题摆在我们面前，为什么对所有的孩子进行了同样的干预，效果却千差万别？在我们的记忆中，这些孩子在学前期都是非常聪明的，他们在干预训练中都有巨大的进步，然而这能说明他们到成人期后都会成功吗？

这个问题促使我们探寻究竟是什么原因促使这些孩子在成年期开始时表现出如此大的差异。我们有意挑选了干预的长期效果差异显著的孩子，他们中有些人的情况非常乐观，有些人则非常糟糕。那些干预效果非常好的孩子能上大学或者参加工作，他们有很多好朋友，可以参加通宵派对，会使用电话等，目前基本上没有孤独症的症状了。相比而言，干预的长期效果不良的孩子仍然生活在隔离式的环境之下，他们没有真挚的不计回报的伙伴或者朋友，很多人都没有完成高中的学业，不能上大学，处于失业状态。最重要的是，他们仍然需要持续的监督和照看。显然，这些发展不良的孩子与发展较好的孩子相比其生活状况有很大差异，为了回答我们的研究问题，我们聚焦在生活状况处于两个极端的孩子，以便继续思考我们的不足和仍需学习之处。

为了方便观察和计分，我们把旧的录像都转换为新的录像。完成了转换工作之后，我们开始对这些录像内容进行评估。这些孩子在 5 岁之前都具有语言能力，智商都在 50 以上，并且会组词或者造简短的句子。我们考察了所有你们能想象到的变量，如游戏、自我刺激行为、反应性、沟通技能等。在开始分析数据时，我们发现，每当有人走近并询问这些孩子时，尽管所有的孩子都很聪明并且会回答问题，但是干预效果良好和干预效果不良的两组孩子之间具有显著的差异。具体地说，那些长期干预效果良好的孩子会向他们的家长主动发起更多的互动，他们会主动和家长发起语言上的互动交流或者指向某些物品以获得家长的关注，这些孩子在学前阶段就向家长表现出明显的、自然的自我发起互动。然而，那些长期干预效果不良的孩子却让人很迷惑，因为当有人主动和他们互动时，他们看起来似乎很乐意做出反馈，但当我们再仔细看录像时，却发现他们根本没有任何的互动行为。这个主动发起互动的问题似乎造成了现在他们生活状况的差异。这表明我们在制订孩子的干预计划时，应该考虑积极鼓励孩子进行自我发起式的交流，尤其是那些本身不具备或不使用这项技能的孩子。

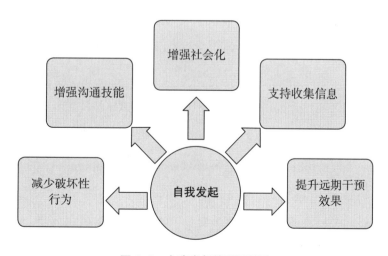

图 4-1　自我发起的附属效果

下一步便是检验我们的理论。在干预之前，我们决定挑选出一组和上述干预的长期效果不良的孩子具有相同特点的孩子，即有语言能力、智商在50以上会组词，然后教授他们一系列自我发起式互动技能，来检验他们身上是否会有积极的长期干预效果。

在制订干预计划过程中我们集思广益，最终决定从教孩子们询问"这是什么"开始着手，因为很多发展正常的孩子都是从询问这个问题开始自我发起互动的，而且从我们观察的录像内容来看，孤独症孩子正是缺乏这样的询问。因为考虑到要方便家长阅读且能让他们为图片中的物品命名，所以我们开始运用故事书进行干预。但实际情况却与我们的想法背道而驰。孩子们根本不问问题，而且他们似乎对这个活动没有丝毫兴趣。我们试着将这个活动常规化，持续了一两周，但是我们仍然不能使孩子们对这个活动充满热情。有一天晚上，我们在家里商讨这个问题，鲍博建议我们在活动中运用一些更能激发孩子动机的要素。因此，我们开始重新思索究竟怎样才能使活动更加有乐趣。最终，我们试着收集一大堆孩子最喜欢的玩具，然后将它们放在一个不透明的袋子里。当我们鼓励孩子们问"这是什么"的时候，从袋子里拿出他们最期待的物品。为了避免这个活动完全是社会化性质或者给孩子们造成压力，孩子们可以从袋子中选择他们最喜欢的物品，他们也许会想"咦，这种主动发问并不是那么糟糕"。这个办法立竿见影，孩子们在第一次对话或不久之后就开始问问题了。也有些孩子需要的时间长一些，可能要到第10或12次对话的时候才会问问题，但是大部分孩子在第一次对话的时候就开始提问了。有趣的是，有些孩子已经习惯了大人们问他们"这是什么"，自己再试图回答问题，他们会回答"包"或"糖果"，或其他可能会放在袋子里的东西。即使是一开始提问非常困难的孩子到最后都学会了提问。孩子们在四次对话中都持续问了这个问题之后，我们开始逐渐减少我们的鼓励提示，并尝试利用一个短暂的停顿来促使孩子问问题。

之后我们开始减少孩子们期待的物品，并加入孩子们不知道如何命名的普通物品，其呈现的频率如下：在完成了三个孩子期待的物品的命名之后，我们加入一个普通物品；在一段时间之后，我们缩短间隔，在每两个期待的物品之后，加入一个普通物品，逐渐减少到每个期待的物品之后，加入一个普通物品；后来我们只使用普通物品。最后，我们撤离了这个袋子，让孩子们在自然的环境中使用"那是什么"询问那些他们不知道名字的物品。

这个方法很有效。我们对孩子在自然环境下的提问进行了数据收集，发现他们已经会在学校或者家里提问，很多问题都是他们之前从没有问过的。此外，我们很高兴地发现，提问使得所有孩子的词汇量大大增加了。我们通过评估选出他们不知道的单词，并把这些单词加入干预计划里，散置在他们最喜欢的物品之间。在干预阶段中，我们将孩子们不知道的物品名称列为中性（和目标）词汇。孩子们最终掌握了运用一项新的语言功能，即除了请求和拒绝之外，他们已经学会为了获取信息而进行提问，同时，词汇量也有显著增加，这对我们来说也是出乎意料的惊喜。

一旦孩子们开始经常使用"那是什么"进行提问，我们便教他们下一个提问。遗憾的是，在教授第一个提问时，孩子们并没有自发地使用其他提问形式。我们开始教他们说"它在哪里"，这个问题是正常发展的语言学习者在学会提问"这是什么"之后所要面临的。为此我们开始收集孩子们最喜欢的物品，并把它们藏起来，放在孩子们不知道如何命名的地方。例如，一个孩子渴望有古米熊糖果，我们买了少量古米熊糖并将其藏在很多不同的地方，例如被子底下、玩具车后面、钱包里、玩具屋屋顶等。然后我们鼓励孩子询问"它在哪里"，当孩子提出问题后，我们告知他糖果的位置，让他在相应的地方找到它。孩子们学会问第二个问题要比问第一个问题"那是什么"快得多，大部分孩子在第一个会话期就学会了这个提问。

我们教授的第三个提问是"它是谁的"。我们收集了一组孩子们最喜欢的小东西，例如小玩具、小蜡烛或其他物品。当孩子询问"它是谁的"的时候，我们回答他 / 她"你的"，但是这个时候我们不能把手里的物品给孩子，除非他 / 她反转了代词并回答"我的"。对孤独症孩子来说，反转代词是一个巨大的难题，然而让孩子通过实践学习如何反转代词，是增加另一个提问形式的最佳方式。只要孩子们开始频繁使用"谁的"之类的问题（切记他们在这么做时一定是要得到最喜欢的物品），我们就开始加入更多的普通物品，例如一个钱包、笔、纸或其他他们不想要的东西，当孩子们问"谁的"的时候，我们要回答"我的"。为了回到他们喜欢的物品上，孩子们不得不回答"你的"，然后他们才可以得到这个物品。这个步骤也适用于所有格"的"的学习，例如"妈妈的""爸爸的"或者"某某人的"。我们还把孩子们最喜欢的物品和其他家庭成员、朋友或治疗师联系起来，当我们在运用这个提问时，孩子们也学习了所有格的结束词"的"。

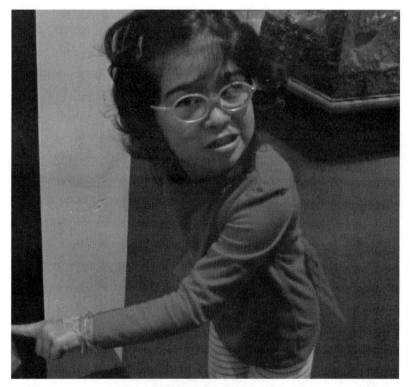

此图是一个孩子正在自我发起提问"那是什么"，这样的提问有助于产生有意义的教学互动，对孩子的发展大有裨益。

孩子的自我发起也需要动词。我们注意到很多孤独症儿童不会使用动词，即使使用了，他们也不会使用现在进行时的结束词或者过去时态。从孩子已有的语言表现看，他们在简单的对话中能使用一些动词，但是他们储备的动词还不足以丰富到能听懂一般的场景对话。我们开始寻找孩子们感兴趣的立体书，书里有卡车、火车、小虫子、小动物等那些他们喜欢的事物。然后根据他们的目标行为，我们对这些立体书的机关进行操作，并教他们询问"正在发生什么"（同时继续操作机关）或者"已经发生了什么"（在我们停止操作机关之后）。我们为孩子们提示动词以及相应的动词结束形式。在他们重复了动词之后，如果他们愿意，我们会让他们玩一会儿书本的机关。在学习这些非常重要的提问的同时，他们的动词词汇量也增加了，掌握的语法结构复杂程度也进一步提升。

最后，我们教孩子们主动说出"看"和"帮帮我"，这些表达为孩子们提供了获得关注和帮助的方式。即使说出"帮帮我"不是一个关键性的功能，但也算得上是一项非常值得学习的技能。当孩子们发现事情具有挑战性的时候，他们会感到泄气，而且他们在很多事情的处理上都需要帮助。即使是在操场上玩一会儿或者打开一个防溢容器对孩子们来说都非常困难，可想而知，他们每天要面对多少挫折。当这些挫折和困难难以解决时，很多孤独症孩子就会变得具有破坏性。我们在很多教室中都看到这样的情形：因为任务很困难或者一个活动具有很大的挑战性，一个孩子变得具有破坏性；老师走过来，鼓励孩子说"帮帮我"，然后帮助孩子应对所面临的任何问题；最终孩子得以平静下来。在这一系列情节中到底发生了什么呢？这个孩子已经学会了一套清晰的行为链：一开始，当我面对一个问题时，我通过发牢骚、哭泣或做出具有破坏性的行为来引起老师的关注；然后，老师会走过来；再接着，老师会鼓励我说"帮帮我"；最后，瞧！我已经得到了自己想要的帮助。但这并不是正确的连锁反应，因为我们的目标是当孩子需要帮助时，让他们自己发出适合的请求词汇"帮帮我"，而不是提醒他们发出。

现在，我们来讨论一下在教授自我发起时会发生的相应行为。首先，为了减少破坏性行为，你必须要忽视它们。其次，自我发起为孩子们提供了另一项沟通功能，也就是除了请求和拒绝物品和活动之外，孩子们已经学会了信息收集策略，将其存入在他们的技能储备库中，这也是孩子们从这些自我发起活动中学到的很重要的技能。再次，自我发起是社会化的活动，一个缺乏社会性的孩子是不会想要开始社会性的语言互动的，所以这一步促进了孩子们进一步地社会化。最后，当孩子们开始有规律地进行自我发起式互动时，其长期干预效果会好得多。因此，自我发起是非常关键的一个方面。

自我发起的重要性的实验性证据

真正成功的治疗是长期有效的，而研究表明自我发起对获得长期的积极效果是非常重要的，因此目前众多研究都聚焦在社会性的自我发起这个重要的领域。观察一下发展正常的孩子，你就会发现他们经常使用众多不同的自我发起行为。事实上，正常发展的孩子在很小的时候就开始了自我发起式的互动。在他们 1 岁之前，他们会注视某件感兴趣的物品，然后再看看另一个人，再看看那件物品。这就是所谓的共同注意。孩子们不但自我发起了互动，还能够对互动行为进行反馈。如果你指向某件物品，他们通常会来回看着你和那件有趣的物品。遗憾的是，孤独症谱系障碍儿童不会这样做或者极少这样做（e.g., Mundy & Newell, 2007; Mundy, Sigman, 2006; Sheinkopf, Mundy, Claussen, Willoughby, 2004; Travis, Sigman, Ruskin, 2001; Vaughan Van Hecke et al., 2007）。共同注意非常重要，甚至在很多方面都非常关键。共同注意是社会性行为，它是孩子在有语言之前进行互动的重要方式，而且共同注意可以说是孩子们说第一句话的先兆。共同注意包括了眼神交流、分享喜悦、交流和社会化，这些对孤独症儿童来说都非常困难。

孤独症儿童不仅缺乏参与共同注意的能力，而且他们在语言使用上也只发展出有限的方式，也就是说，他们几乎从来不使用语言来自我发起社会性的互动。总体而言，大量研究都表明缺乏自我发起也许是发展严重异常的关键原因。例如，研究

人员（Wetherby, Prutting, 1984）的研究表明
孤独症儿童的交流只是针对拒绝行为（例如
说"不""走开"或者"再见"），这些拒绝
行为都是限制或终止社会互动非常有效的方
式（琳甚至曾经教过一个经常说"开除"的
孩子），还有些孩子的交流只是为了请求或者

> **共同注意**
>
> 通过来回指向或注视物品和他人以分享对某件物品的兴趣。

强化刺激（例如物品或行为），这些交流可能会使孩子变得实用主义（例如说"我想要饼干"）。然而，这些类型的语言互动至少还能为孩子提供一些社会化的学习机会。在教授互动的过程中，孤独症儿童在很大程度上是从成人那儿学习自我发起的。孤独症儿童的自发性语言很少，即使有的话，也很少是社会性自我发起，或者很少是为了满足社会性好奇或者从他人那儿寻求信息提出的问题。

因为孤独症儿童通常没有社会性的自我发起式行为，所以我们引用并介绍了一些其他重要的概念，例如好奇心。奥尼尔（O'Neill, 1987）在一个房间里放置了很多装有好玩东西的盒子。当发展正常的孩子被带到这个房间后，他们都遵从了社会规范，没有打开任何一个盒子，他们认为这些盒子都是礼物并且他们不应该打开。然而，他们会开始玩房间中的其他物品，并探索了房间中的每个区域。与此形成鲜明对比的是，当孤独症儿童被带入到这个房间后，他们打开了一个或多个盒子，并只局限于玩这些物品，他们没有探索房间的其他部分，也没有玩房间里的其他物品。这项研究表明，与正常发展的同龄孩子相比，孤独症儿童很少遵从社会规范，并只与有限的物品进行互动，很少将注意力转移到其他物品上。如此巨大的差异表明孤独症儿童缺乏好奇心，他们也许会从教授或激发他们好奇心的干预训练中大获裨益。

早期的研究对儿童自我发起的重要性理论有所涉及。例如，很多研究者探讨了如何通过提问技能的教学来教授不同障碍类型儿童的泛化模仿行为（e.g., Guess, Sailor, Baer, 1978; Guess, Sailor, Rutherford, Baer, 1968; Twardosz, Baer, 1973）。这些研究者希望模仿可以成为儿童发展的基石。从理论角度看，尽管

这些早期的研究产生了巨大的影响，但是对于孤独症儿童来说，提问技能的泛化运用还是非常困难的。换言之，尽管儿童能够通过泛化的模仿学习到很多新的行为，但是在自然环境下，他们很少表现出提问的动机。也许是由于这个缺陷，在过去几十年里，很少有研究者关注孤独症儿童的提问技能。

然而，已有的一些对孤独症儿童的研究让我们看到了希望（e.g., Hung, 1977; Taylor, Harris, 1995）。这些研究结果再一次强调儿童能学会提问，并且在一些情境中，他们还能够泛化提问技能。然而，并没有研究表明在没有他人的协助或鼓励下，孤独症儿童自己能够对提问或者收集信息产生动机。但是这一系列研究非常重要，它为后续关于提问技能泛化运用的研究提供了参考。PRT 的动机成分也被证明是完成该任务的重要方式，即在干预计划中加入动机成分，儿童就会基于信息收集的目的进行提问，这将是一个重要的发展里程碑。这个研究结果也表明激发儿童进行自发的社会互动可能有助于他们的社会性发展。

在早期开展的一项纳入了所有重要动机成分的研究中，我们教孤独症儿童学会问"那是什么"（L.K. Koegel et al., 1998）。之所以选择这个问题，主要是因为很多发展正常的 1 岁儿童刚会说一些词的时候就开始通过"啊"问这个问题。当家长或看护者对他们所指的物品命名时，他们就开始积累词汇。因此，我们提出两个问题：孤独症儿童能否通过询问寻求信息的问题学会主动和他人交流？问这些问题会不会帮助他们获得新知识？在第一个研究中，我们特别挑选了那些很少或者从来不问问题的孩子。这个研究表明，接受了加入动机成分的干预之后，儿童确实能够学会问"那是什么"，而且当成人对其所指物品命名时，他们的词汇量也增加了。最重要的是，儿童不仅学会了问问题，他们还能在社区环境下调动自己的积极性去问问题。这是我们所期待的结果，这似乎说明加入动机成分的干预能够创造一个热爱学习的环境或者构建一个积极的联系，这也将成为他们互动中很自然、很习惯的一部分。研究还显示儿童会基于寻求信息的目的主动提问，这种提问可能也会使得儿童在治疗期之外也能达到治疗效果。

此外，提问对于掌握新的词汇也非常重要，这项新技能也有助于减少儿童的破坏性行为。例如，一个孩子想要商店货架上的格兰诺拉燕麦卷却拿不到，然而他又不知道"格兰诺拉燕麦卷"这个名称，他开始发脾气、哭喊，可是他的母亲并不知道为什么他会如此伤心。然后，这个孩子停止了哭泣，指着那个盒子问"那是什么"，他的母亲回答说"那是格兰诺拉燕麦卷"，接着他进一步说"我想要格兰诺拉燕麦卷"。在教授"那是什么"这个问题之前，这个 3 岁6 个月的孩子还从来没有问过这个问题。因此，这个提问不仅丰富了他的词汇，降低了他的挫败感，还减少了他的问题行为。总的来说，提问不仅可以使孩子在日常的自然环境下获得更多的学习机会，还会减少孩子总体的行为问题。因此，我们开始着手下一步的工作，进一步考察不同类型的社会性自我发起，特别是提问能力是否会成为一个重要的新的关键领域。

在第二项研究中，由于加入动机成分，使得第一个提问"那是什么"的效果更加显著，所以我们在教授第二个提问时也加入了该成分（L.K.Koegel et al., 2010）。在干预之前，即使孩子们都已经有很大的词汇量并且能够组词造简单的句子，但是他们从来没有问过"在哪里"之类的问题。数据显示，和第一项研究很相似，孩子们很容易就迅速学会了问"它在哪里"。当他们在问这个问题的时候，已经掌握了介词的使用，我们也无须再针对介词做额外的干预训练。在干预过程中，由于我们加入了动机成分，孩子们也表现得自得其乐。以古米熊糖果为例，当孩子们问"它在哪里"时，家长可能会回答"它在午餐盒子里面"，然后，孩子们就到那儿把糖果取出来吃了。在这种情境下，孩子们学会了介词"在……里面"。如果孩子们在这种情形下能够独立地自我发起问问题，那么相比之前，引起他们挫败感的事物会变得越来越少。

在第三项提问研究中，琳等人（L.K.Koegel, Carter, 2003）研究了问题"正在发生什么"和"已经发生了什么"。研究表明孤独症儿童很少问这类问题，使用的动词也非常少。数据显示，与其他问题相比，孩子们能够轻易地学会问这类问题了。提问的时候，他们的动词词汇量增加了，并且学会了使用正确的动词结尾变化（例如，进行时态或者过去时态）。换言之，当孩子们问

"正在发生什么"时，家长和其他人用动词回答他们，不需要额外的教学，孤独症儿童就能学会这些动词的含义，这确实为干预节约了很多的时间。

随着研究的逐步开展，我们再一次思考能否把这些步骤结合起来。在第一项研究中，我们加入了动机因素，我们想知道这种新方法能否与其他一系列的自我发起干预方法组合起来。我们假设这样的组合方法对儿童的学习和发展是行之有效的，对干预训练也非常关键。为了验证这个假设，我们进行了两部分的研究（L.K.Koegel et al., 1999）。

在第一部分中，我们考察了两组接受了多年相似的干预训练然而效果却相差甚远的孩子，即长期干预效果非常好和非常差的两组孩子。通过观看这两组孩子的学前期录像，我们分析了在干预介入之前孩子们表现出来的差异。当在观察长期干预效果非常差的孩子录像时，我们发现在干预之前，他们很少甚至几乎没有表现出社会性的自我发起行为。但是，这组孩子和另一组长期干预效果非常好的孩子具有相似的语言发展年龄和语言测试分数，他们在家庭、治疗机构或者学校都接受了非常密集和综合的干预计划。反观那些长期干预效果非常好的孩子，他们只有一点与另一组孩子不同：在玩玩具或者与父母互动时，他们表现出了很多社会性的自我发起式互动，平均每个孩子一分钟内有 3 次以上自我发起的互动。

上述两组孩子的差距让我们觉得不可思议，因为两组孩子大体看来没有任何差别，甚至在普通人眼里，两组孩子的表现似乎是完全相同的。例如，在干预之前，两组孩子都能很确切地回答问题，他们给大家的印象都是高功能的，且应该能在干预训练中表现得很好。两组的差异在于长期干预效果不良的那组孩子在单独玩耍或者独处时会觉得很满足，除非有人主动和他们互动，否则他们不会向他人学习或者表现出社会性。尽管在有人教他们时，他们会学习相应的技能，但是除了接受这些具体的干预计划，他们在日常生活中并没有主动学习的意识。相反，表现出自我发起互动的那组孩子能自己构建全天的持续的学习机会。这种行为表现差异足以对今后生活的方方面面产生重大的影响。

两组孩子的差异非常值得关注，这说明社会性的自我发起可能是干预中一个极其重要和关键的方面。因此，我们进入了研究的第二个阶段。这次我们主要评估了教授不同类型社会性自我发起的可行性，主要是针对那些很少或者从不表现出自我发起的孤独症孩子。我们重复了第一项研究，挑选了一组与上述长期干预效果不良的孩子具有相似语言发展年龄和行为的孩子，进行相关的实验。通过教授孩子如何展开一系列不同的自我发起式互动，我们控制了自我发起这个自变量。例如，我们教孩子如何发起不同类型的互动，如说"看"以引起别人对自己所做事情的关注，在执行任务遇到困难时要说"帮帮我"。我们收集了很多年的实验数据，并追踪到他们长成青少年，这些孩子最后的表现都让人很欣慰。他们和第一项研究中的有自我发起式互动组的孩子很相像，都能发展友谊（有些还有特别好的朋友），会被邀请去参加聚会和通宵派对，能够打电话和接电话，能在普通学校里获得学分等，他们的表现大大超出了我们的预期。

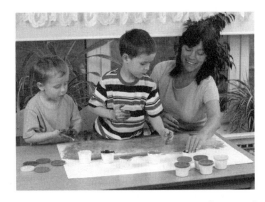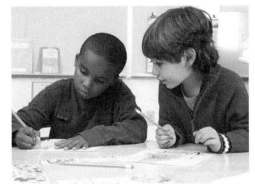

孩子们之间自我发起的互动对他们的学业和社会性发展均产生重要的积极影响。

这些实证研究结果表明动机对发展自我发起极其重要。所有的早期研究都说明了这一点，即儿童有能力发展自我发起式互动，只是他们的积极性可能没有被激发出来。琳·凯格尔（1999）等人的研究显示，儿童的自我发起式互动能够被激发。如果研究结果是真实的，这将意味着儿童能在没有任何直接干预的指导下，自我发起共同注意（即在交流伙伴和所指物品之间来回看）。其他人（Bruinsma, 2004; Vismara, Lyons, 2007）也验证了这个观点。两项研究都使用了关键反应训练以激发动机，然后评估在没有任何干预指导下儿童是否会有共同注意。两项研究都表明通过 PRT 来调动儿童的动机之后，儿童的共同注意大约在 2 个月之后会自发出现。上述一项研究（Vismara, Lyons, 2007）还说明，如果在一开始就引导孩子玩他最喜欢的物品，那么这个孩子会立刻针对这个物品表现出共同注意。这再一次证明了动机对发展的关键作用。

在另一项研究中，我们用了其他的方式来检验动机因素（R.L. Koegel et al., 2009）。我们加入了社会性成分来奖励孩子们（例如，如果一个孩子喜欢把蹦床当作奖励，那么另一个人就会为了奖励他，让他去蹦床玩一会儿，以此来使活动变得更具社会性）。当我们把社会性成分加入活动的奖励部分后，孩子会表现出高动机来发起进一步的社会互动。最后，他们学会了我们预期的目标行为，他们发起社会互动的积极性也提升了。

总的来说，上述研究表明，动机对于社会性的自我发起式互动尤其关键。只要将动机纳入教学计划中，那么很多类型的自我发起式互动也能被教授，与此同时，发展的长期干预效果也会得以实现。自我发起对于获取各种类型的新知识，比如语言发展、社会竞争力等，都非常重要。

误解：不需要任何直接的干预，随着年龄的增长，孤独症谱系障碍儿童长大后自然会掌握很多沟通技能。

事实：如果没有干预训练，孤独症谱系障碍儿童只会基于请求或拒绝的目的与人沟通。

误解：孤独症谱系障碍儿童更喜欢独处。

事实：很多孤独症谱系障碍人士都表明他们很渴望友谊和亲密关系，然而如果没有受过干预训练，他们不懂得如何发起社会互动。

事实：激发孤独症谱系障碍儿童的动机，他们会更想发起社会互动。

事实：加入了动机因素的干预计划使得孤独症谱系障碍儿童能够发起很多类型的互动，并带来很多附属的积极效应，干预者因此也不用时时刻刻出现在每一种情境中。

使其在日常环境中有效

现在我们已经了解了自我发起的重要性，接下来要讨论一下如何在日常情境中（在家、学校以及社区里）促进孩子自我发起社会互动。

促进孩子问问题

如果你很少或者从来没有听到你的学生或孩子提问，那首先你就要每天花些时间准备问题。从学校回家的路上，你可以把一些有趣的东西放在你的包里或者汽车的储物箱中，然后鼓励孩子们问"这里有什么"或者"那是什么"。还可以从碗柜里面拿出便当，然后放一些有趣的东西，鼓励孩子问"那是什么"。如果在融合教室环境下，孤独症儿童和正常发展的孩子在一起，那你可以准备一袋子小东西，在圆圈教学的时候让每个孩子都问一次。在孩子们开始喜欢问问题的时候，你可以渐渐隐去一些他们喜欢的物品。把他们最喜欢的物品藏起来，或者在和孩子做游戏的时候，把一些特别的物品或者食物藏在房间或教室里，孩子们就不得不问"它在哪里"。你需要确保在任何特定的时间，不论是在学校里或是在家里，你都要尽量让孩子们做到至少一次自我发起的互动。

一些重要的引起关注的自我发起互动，比如说出"看""帮帮我"，会对孩子的生活产生重要的影响。你也许会思考"为什么孤独症儿童需要得到关注？他们通常都想逃离人群的呀"。当然，这个观点有时候是正确的，但是你要记住你现在做的事情都是在培养孩子的动机，孩子会意识到即使提问很困难，但他能得到想要的东西。如果每次都这样，那孩子的互动行为就会有所增加。这不是无意义的艰难工作或操演训练；如果效果良好，那么过程再辛苦也不会觉得疲劳。实际上在你努力教授孩子们社会技能的时候，比如提问，你可以教他们通过这种方式得到奖励。如果你要教孩子们说"看"，最简单的方式就是安排一些他们最喜欢的物品或活动，比如得到最喜欢的食物、滑滑梯，或让玩具车顺着斜坡滑下来等。但在给孩子看喜欢的物品或者让他／她参与最喜欢的活动之前，你务必要鼓励他／她说出"看！妈妈""看！爸爸""看！苏西"，一旦孩子做到了，就要立即给他／她喜欢的物品或让他／她参与到活动中。记住，你在鼓励孩子说这些的时候，千万不要把这个环节变成任务。如果在孩子说完"看"之后，你想考考他／她，就问"这是什么颜色"或者"车（chē）怎么拼读"，那孩子可能以后都不想让你关注这个物品了。你只要简单地回答"哇，吃的"或者"好酷呀，是汽车"，然后让他／她自己理解。实际上，这个例子适用于所有的问题。如果孩子问你"它是什么"，你只要回答他／她，切记不要再反问他／她"你认为它是什么"。如果孩子问你"那是什么"，你告诉他／她物品的名称之后，还要继续问一大堆问题，例如"你拿铁锤去做什么"，你可能会把他／她弄糊涂了。你应该把这个过程变得简单容易一些，不要把提问变成一个强制性的要求。在孩子开始有自我发起式的社会互动时，一切都还很不稳固。为了保持他们的动机高涨，我们要使交流互动的全程都变得舒适愉悦。

在教他们说"帮帮我"时，应该设置一些让孩子们感到稍有困难但又不会触发其破坏性的情境，鼓励他们发出请求，说出"帮帮我"。一旦孩子们对你的鼓励或提示有所反馈时，你要开始减少提示，比如，不把话说得完整，像"帮……"，或者短暂中断一会，或者只是充满期待地看着他，以便孩子能够自己独立说出"帮帮我"。如果你经常让孩子练习这个词，当孩子在活动中面临困难和挑战时，他／她就能准备好并自动发出求助。如果孩子偶尔出现破坏性行为，那你仍然需要忽视它，孩子最终会在这些情境中有适当的、良好的行为表现。

促进孩子、青少年和成人之间的对话

对于大龄孩子、青少年和成年人来说，提问对参与社会性对话非常关键。很多孤独症或阿斯伯格综合征青少年和成人很难参与到社会性对话中，不论是发起还是维持对话。他们几乎都在提问方面有困难，这也是对话中出现长时间尴尬的停顿，或者只有一方在说话的原因。我们利用自我管理技能或者可视的自我示范技能来帮助青少年和成人提高对话能力。教授提问技能对于他们参与社会性对话非常有益。在实践阶段，我们提供了很多具体的引出问题的陈述句，我们将其称为"引导陈述"。例如，我们可能会说"我今天的午餐真丰盛呀"，然后停顿一下。在干预阶段，我们会在一个恰当的时间点（比如，当有很长时间停顿的时候）停止对话，或者在观看了一段时间录像之后，暂停播放录像，然后再问学生"在这儿你们有什么问题吗？"。举个例子，用"午餐"作为引入，我们会说"在这种情形下你可能会想说'你在哪儿吃的'或者'你去哪里吃的'"来维持对话。有很多一般的引导陈述都可以用来做练习，例如"我周末过得很愉快""我去年夏天度过了一个美好的假期""这周末我做了件有趣的事情""我下周不在城里"等，这些引导陈述能够轻易地引出他们的提问。我们在开始的时候通常会给出很多不同的建议，为他们提供可以问的问题，如果他们能够针对谈话对象的陈述提出一些很好的问题，我们就会逐渐减少鼓励和督促。我们经常需要对问题的合理性做出反馈，给出建议，有时候他们问的问题似乎与之前的谈话主题完全无关。这种反馈非常重要，因为孤独症或阿斯伯格综合征人士要成为一个好的谈话伙伴，就必须学习做一个好的倾听者，以适当的方式回应谈话对象，让对方知道他们在听，对谈话感兴趣，并关注谈话的主题。

当然对话反应的另一方面是对话的发起，问题便是一个很好的开启对话的切入点，对于一般的话题都能适用，例如询问兴趣爱好、地方活动、新闻、阅读书目、工作等。有一些情境也能让他们自己提出相关的问题，例如去书店、博物馆或运动场所。孤独症谱系障碍人士需要通过提问或者做出相关的评论来发起谈话。一如既往，在自然情境下练习这些问题非常重要。当我们对成年人进行干预的时候，我们会把他们带到当地的餐馆、酒吧、咖啡店或者其他他们喜欢去的地方。我们还有一些来自其他地方学校的学生志愿者，由他们带领孤独症高中生练习对话、参加学校的活动（比如运动比赛、舞会），或者去社区郊游。有新成员的加入非常重要，因为新学习的对话技巧不会自动从一个人泛化到其他人身上。随着时间的推移和练习的进展，很多孤独症学生都成了很好的谈话者，和朋友约定日期出去闲逛已经成为现实，再也不是梦了。

梅利是一个可爱的 4 岁女孩。她有巨大的词汇量，能够说出简短的句子（如"我想要饼干，请给我"），认识自己名字里的字母，还能数到 100，但是她从来不提问。我们认为提问可以大大提升她的沟通能力，所以我们设定了提问这个目标。然而，在教梅利提问的时候，我们碰到了一个很少见的问题。我们先收集了她最喜欢的物品，包括很多柔软的玩具、红色的吉米熊（她对其他颜色不感兴趣）、乐高玩具和其他填充玩具或者小狗的图像。就像干预其他孩子那样，我们把这些东西都放进一个不透明的袋子里。我们拿起袋子，鼓励她问我们"这是什么"，但是她已经习惯了别人问她，然后回答问题，她说"袋子"，接着又说"糖"，最后说"狗"。经过几次类似的失败尝试之后，我们对她说："梅利，你能说'那是什么吗？'。"然而她根本没有任何回应。我们又试了一次，但她仍没有回应。然后我们开始鼓励她说"吉米熊"，她立即说出"吉米熊"。这个时候她的表现让我们很困惑，所以我们又试了试，对梅利说："你能说'椅子'吗？"她马上回应"椅子"，"你能说'桌子'吗？"她回应说"桌子"，然后我们问她："你能说'天空'吗？"这次她没有回应。后来我们还持续了几次这样的对话。

这说明梅利只能说出那些她看到的东西，而不能说出那些她没看到的东西。当明白了怎么回事之后，我们指着袋子说"那个"，梅利也跟着说"那个"，然后我们从袋子里拿出了梅利最喜欢的一件物品。我们继续教她说"那个"，直到她能够很容易地说出口。最后，我们把"是什么"和"那个"组合在一起，于是她开始说"那个是什么"。她的例子很有趣，要弄清楚她的特点比一般的案例要花费更多的时间，之后我们才能教她问第一个问题。但是最后梅利掌握了提问技能，并且立即把它运用到各种不同的场合里，例如学校、食品商店、婴儿看护室等。从那以后，她像其他孩子一样，取得了很多的进步。梅利的案例说明了一个重要的问题：每个孩子都不一样，没有万全之策，更不能一刀切，干预方案需要针对每个孩子的特点量身订制。

自我反思

家长

1. 我的孩子会问问题吗？

2. 我的孩子每天是否会通过问问题来学习？

3. 我的孩子会不会问很多不同的问题？

4. 我的孩子会不会主动发起社会互动，例如让我看他完成的东西？

教师

1. 作为教师，我是否为学生创造了一个能经常提问的环境？

2. 我是否回答了学生问的所有问题？

3. 我的学生会问同伴问题吗？

4. 我能不能激发学生的好奇心？

5. 我是否经常鼓励学生提问，而不是强制他们提问，使他们在以后会自主发起更多的互动，不是逃避提问？

第二篇

在何时，如何实施干预

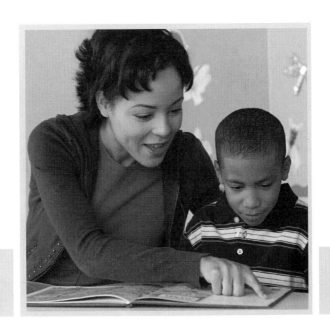

第五章　使家庭参与最大化

　　本尼两个月前满 3 周岁了。他在 2 岁 6 个月的时候被诊断为孤独症，那时他只会说几个单词。如果要求没有得到满足或者被迫从喜爱的活动中退出，本尼就会像疯了一样哭闹、发脾气，并且像木板一样僵直地脸朝下趴在地上。尽管保险公司为本尼的应用行为分析干预支付费用，但本尼的父母还是为其治疗花费了大量的积蓄。他们把为本尼的训练准备的地下室全部清理干净，重新粉刷了墙面，买了新的衣柜和家具。起初他们会旁观本尼的整个训练过程，但他们的出现使本尼经常做出破坏性行为，因此治疗师建议他们先不要参与干预过程。然而本尼的父母迫切地想要与孩子在一起，于是他们在地下室安装了摄像设备，这样他们就能随时看到孩子的训练状况。自从被诊断为孤独症以来，本尼一直在稳定地进步着：他不再像往常一样乱发脾气，也学会了一些新单词。本尼的父母很敬佩治疗师，但是每当治疗师一走，本尼又像往常一样开始哭闹。治疗师每周对本尼进行四十个小时的干预，本尼的父母对此十分感激，但是治疗师不可能所有时候都在。当本尼的父母向我们咨询时，你知道我们担心什么吗？

　　我们希望答案一目了然。本尼的父母没有参与到干预之中是错误的，原因有很多。要想使孤独症儿童更好地发展，家长需要学习一系列新的养育规则。对普通儿童非常有效的方式对于孤独症儿童来说通常没用，这就是家长一定要参与到干预过程中的原因。家长需要学会教孩子沟通、社会交往以及与其他孩子玩耍的技能和策略。同时，他们也需要知道如何在日常生活中实施这些策略，以及如何在自然情境中促进孩子良好行为的形成。

以本尼为例，由于所有的干预都是由治疗师实施的，所以家长没有学到任何能够帮助本尼提高沟通和社会能力的策略。更糟糕的是，对本尼的干预实际上只是在地下室的一张桌子前进行，他并没有学会在日常生活中运用这些已习得的行为。

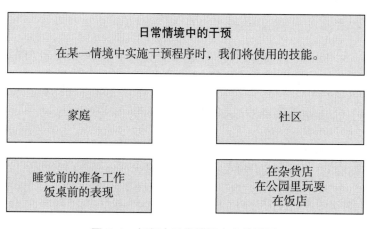

图5-1 如何在日常情境中实施干预

由于一般的家庭教育方法通常难以对孤独症儿童发挥作用，所以教家长掌握专业的干预技能尤为重要。普通儿童能较好地回应口头警告，例如"倒数策略"（"在我数到三之前把玩具捡起来"或"我要走了，你最好赶紧过来"）"暂停策略"（"再哭你就回自己屋里"）等。以前带孩子去动物园的时候，总会听到家长对孩子说"排好队，要不警察叔叔就会过来冲你发火"。尽管我们不建议使用上述家长—儿童互动的方式，但这些策略确实有效，能规范孩子的行为。其实这些策略有些糟糕，不仅因为家长不可能一直警告孩子，而且孩子也需要理解家长在特定情况下所说内容的特定含义。不过，这确实能对普通儿童产生作用，对孤独症儿童却没有效果。孤独症儿童存在社交障碍，他们不在乎别人的想法，因而对他们说"别人都看着你吵闹呢"并不能使其停止不良行为。所以家长学会干预孩子的策略是重要且关键的。其实经常与孤独症儿童接触的相关人员也都应学习一些干预步骤，如爷爷、奶奶、叔叔、姑姑、保姆、学校的助教和其他工作人员等，这使儿童能够获得一个广泛、稳定的干预环境。但是这也意味着有了孤独症孩子之后，家长的生活会彻底改变。他们需要为孩子的学习持续提供机会，因为孩子不会主动要求家长教他们什么。从另一个角度来看，就像你将在这本书中看到的那样，生活方式的彻底改变对每个人来说都非常有趣。

如果你是教师或治疗师，你需要定期与家长一同对孩子进行干预。帮助家长的最好方式是"带有反馈的实践"，就是说你先向家长示范干预步骤，然后在家长实施的过程中给予反馈。可以在家长给予孩子指令后教家长如何继续实施干预，也可以向家长展示如何为孩子提供学习机会以及如何在学习机会中运用动机策略。为了能够实施全时段持续的干预，孤独症孩子的家长必须清楚地知道干预的目标行为以及这些行为的训练方法。若家长因为太忙而没办法亲自参与干预，你需要通过电话、录像、邮件、家访等方式定期与他们保持联系。若你能同家长一起协商干预目标并且在训练方法上保持一致，孩子会有更好的表现。请记住，若你选择了家长比较重视的干预目标，那么他们则更有可能努力配合。即使这一目标不是你选择的，但它对于家庭或个人价值来说非常重要，你也要努力帮家长实现。琳·柯恩·凯格尔博士曾经训

家庭参与

目标行为：

· 让家长参与确定干预的目标行为的过程

· 让家长关注目标行为的实现程度以及每一个行为的具体干预步骤

· 让家长关注孩子的优势

实施干预：

· 让家长参与干预设计

· 一边描述一边实施干预步骤

给予反馈：

· 提供与家庭观念、生活常规和实际需要一致的反馈

· 应包括积极方面的反馈以及需要进一步提高方面的反馈

练过一个不会发"v"音的学前儿童,在琳·柯恩·凯格尔看来,这个孩子身上有很多更重要的行为需要改善,但家长强调一定要让孩子学会"v"的发音,因为他的名字叫"大卫"。每当有人问他的名字时,孩子总是试图回答,但当别人没能正确复述出他的名字时,他会感到非常沮丧。因此在大卫的父母看来,让孩子学会自己名字的正确发音是最重要的。在我们教会孩子说自己的名字以后,他们很高兴地配合对孩子其他行为的干预。对我们来说"v"的发音虽然并不是首选的干预目标,但对孩子的家庭来说却是最重要的。

如果你是家长,不要让本尼父母的遭遇发生在你的身上。一定要坚持参与孩子的干预训练,如果你感觉自己被排除在外,那么干预模式就需要改变。想要获得最好的干预效果,加快学习进程,需要整个团队人员的共同努力。毋庸置疑,更多的机会、多样化的环境、不同的情境、不同的训练者对于孤独症儿童来说是最有利的。而且,对于孤独症儿童的干预要贯穿其醒着的所有时间,如果他还存在睡眠障碍的话,那么他的睡眠也需要干预。所以,一定要让所有人都参与进来,为孤独症儿童共同创造一个可持续发展的干预环境。

家长培训的实证研究

科学发现并不是一蹴而就的,它建立在有坚实科学依据的、经过认真规划的实证研究的基础上,因此形成一系列干预策略是需要时间的。为获得坚实的科学基础所花费的时间并不是浪费,而是非常必要的。如果训练者使用不基于实证的训练方法,或仅有一部分方法基于实证而另一部分没有,就会产生很多严重的问题。使用这样的方法会让训练过程不可靠,你最不想看到的,就是发现自己所使用的干预策略经过反复检验后完全不奏效。我们不止一次地看到类似现象的发生。

最早也是最臭名昭著的那些孤独症干预策略,可能就是建立在一个至今都未发现可靠数据支持的理论之上。1943 年，凯纳描述了孤独症的特征，并指出孩子有孤独症可能是由父母的冷漠孤僻等个性所致。随后布鲁诺·贝特海姆在《空洞城堡：幼儿孤独症及其自我的产生》(*The Empty Fortress: Infantile Autism and the Birth of the self*, 1967)一书中对这一观点进行了详细讨论。这一观点以精神分析理论为基础，认为家长对孩子在婴儿期的不当教养方式，给孩子造成了创伤，使其患上孤独症。

在之后的几十年中，这一观点得到世人的广泛认可，他们认为孤独症孩子的家长都有心理问题，故意或无意地使孩子受到创伤（甚至虐待孩子）。这一广为认可的精神分析理论一度成为治疗孤独症的主要理论依据，这给孤独症孩子的家长带来了巨大的压力，他们被认为是导致其子女患上孤独症的罪魁祸首。

这一观点是一个巨大的误解，因为后来的科学研究证明，孤独症孩子家长的心理问题并不比普通孩子的家长多（R. L. Koegel, Schreibman, O'Neill, & Burke, 1983）。自我们研究初期至 20 世纪 80 年代，经常有家长忧心忡忡地走进我们的办公室，因为他们被告知是自己导致孩子患上孤独症的。一个母亲问医生她还能为她的孤独症孩子做些什么，医生回答说"该做的你已经做了"，并建议她把孩子送到精神病院。

误解：父母导致孩子患上孤独症。

事实：父母能够帮助孤独症孩子更好地发展。

再次重申，我们的早期研究以及他人的研究都表明，几乎所有的孤独症孩子的家长都没有任何心理问题。有趣的是，一系列研究发现，父母不仅不是导致孩子患上孤独症的原因，而且还在孩子的康复过程中发挥了关键作用。因此关键反应训练将家长参与和协调干预作为核心部分之一。

具体来说，基于实证的研究逐渐发现，家长在帮助孩子获得巨大进步的过程中扮演着关键角色。洛瓦斯等人（Lovaas, 1973）在通过长期跟踪研究获得的数据中注意到一个有趣的现象。在该研究中，孤独症孩子被分为两组，一组住院接受高强度治疗，另一组在家长的陪伴下仅在门诊接受一定时间的治疗。研究得出了两个有趣的结论：首先，这两组孤独症孩子获得的进步是差不多的。这让我们感到非常意外，因为在门诊接受治疗的孩子比住院接受治疗的孩子接受的专业治疗要少得多。其次，更令人吃惊的是，在治疗结束之后，两组孩子的行为表现水平产生了极大的差异。接受高强度治疗的孩子在保持期几乎丧失了所有在住院时取得的进步，相反，那些虽然接受专业训练时间较短，但有家长充当训练助手的孩子不但没有退步，其能力还获得了进一步的提高。

这个研究结果非常重要，因为它说明在家庭环境中家长可以并且确实能够继续对孩子进行持续训练，使用他们在充当训练助手时获得的技能。这也使得我们想要探索包含系统的家长培训的不同类型的干预模式。我们曾经做过一个由美国国家心理健康研究院资助的研究项目，一组孤独症孩子仅接受专业治疗师的训练，而另一组在专业治疗师的指导下由家长进行训练（R. L.Koegel, Schreibman, Britten, Burke, O'Neill, 1982）。你可能已经猜到其结果会与洛瓦斯（1973）的研究结果相同。我们认为，当仅有治疗师对孤独症孩子进行训练时，孩子确实能够进步，但是他们在其他情境下、面对其他人时几乎不会将新习得的行为表现出来。事实上，干预效果也不能长期保持下去。但是，如果家长能协助参与干预过程，孩子便能够在日常生活情境中继续表现习得的良好行为，并且随时间的推移不断进步。

并非只有我们注意到了这一现象，很多研究者都发现了同样的问题。例如，当家长接受 PRT 的自然语言范式培训后，孩子的语言和游戏能力均有所提高（Gillett, LeBlanc, 2007）。同时，另一项研究表明（Baker-Ericzén et al., 2007），当家长接受了能够帮助孤独症孩子在社区环境中发展的技能培训后，孩子获得了更大的进步，同时这也说明除大学研究中心之外，在广大社区环境

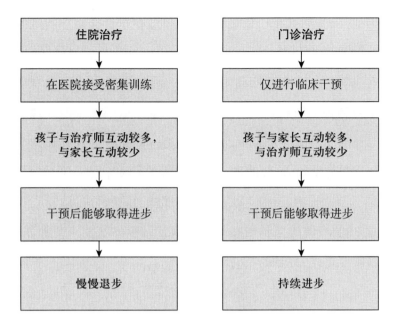

图 5-2　住院干预和门诊干预模式的比较

中 PRT 干预模式的推广和实施是有效且可信的。在另一项大规模研究中，我们采用了"培训者—培训者"的模式（在加拿大新斯科舍省）进行了有效实践，家长和专业人员共同为孩子的进步而努力（Bryson et al., 2007）。所以，以专业人员和家长合作的方式实施的 PRT 在大范围内都具有实际有效性。

类似的研究还有很多。1988 年，拉斯基等人的研究表明家长可以快速学会 PRT，然后帮助孩子获得巨大的进步（Laski, Charlop-Christy, Schreibman, 1988）。更有趣的是，当家长学会 PRT 干预方法之后，不仅孩子会取得进步，整个家庭的气氛和互动方式都有了很大的改善（R.L. Koegel et al., 1996; Schreibman et al., 1991）。换言之，与使用传统的回合式教学（DTT）的训练模式相比，家长在使用 PRT 对孩子进行训练时孩子表现出更多的愉悦感和兴趣。同时我们也发现家长在使用 PRT 时，整个家庭的互动方式都有所改善，包括在训练之外的时间，如吃饭时间。家长以更轻松的方式与孩子互动，这提高了整个家庭的幸福感。

我们对此类研究进行扩展，发现住在离训练中心很远的家长可利用孩子接受密集训练的一周时间学会 PRT，然后在家教孩子学会更多的良好行为，同时自己和孩子的心情都很愉悦（R.L. Koegel, Symon, Koegel, 2002）。这一研究结果更具有影响力，它表明即使家长和孩子住在非常偏远、没有任何治疗师的地方，当家长和孩子回家之后，孩子取得的进步依旧能很明显地表现出来。这一研究至少证明了家庭参与的两个重要优势：一是即使住在偏远地区，父母也能成功地学会实施 PRT 并帮助孩子建立良好的行为；二是家长参与了一周的培训之后，孩子和家长的心情以及家庭气氛都能得到整体的改善。更令人惊讶的是，接受过 PRT 培训的家长居然可以培训社区里的其他人（如教师），使家长接受的培训发挥更大的作用（Symon, 2005）。

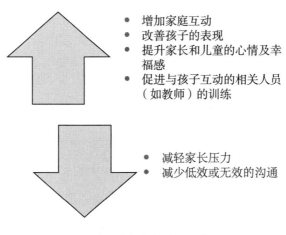

图 5-3　家长参与的双向效果

这些积极结果表明，毋庸置疑，家长应该成为 PRT 实施团队的组成人员，并且与培训师建立高效的合作关系。例如，在家校合作的训练中，如果家长能在放松的情境中帮助孩子提前预习学习内容，孩子在学校的问题行为就少得多，且能获得较大的学业进步（L.K. Koegel, Koegel, Frea, Green-Hopkins, 2003）。对于家长与专业人员合作的积极作用，研究人员（Brookman-Frazee, 2004）检验了两种干预方式的效果，一种由专业人员直接对孩子实施干预，另一种是专业人员作为合作者引导家长对孩子进行干预。跟你猜的一样，孩子在两种情境下确实都学会了新的技能，但在第二种情境下家长的心情更愉悦。同样，我们考察了对于家长安排孩子与老师推荐的同学玩耍，这能否帮助孩子提高社会交往能力。在这种家长和专业人员合作的情况下，我们发现孩子的社会行为取得了很大的改善，最终与同伴建立了牢固的友谊（R.L. Koegel, Werner, Vismara, Koegel, 2005）。

总之，大量文献清楚地表明，将家长作为干预实施主体的成员之一，能有效提高孩子的干预效果和整个家庭的生活质量。因此，家长参与 PRT 并不是浪费时间，而是干预能够成功的关键因素。

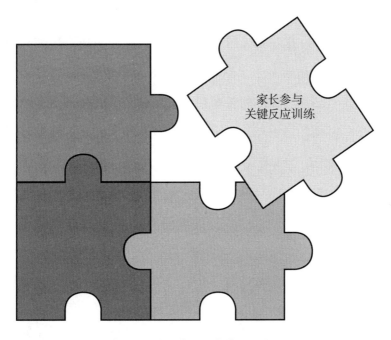

家长参与
关键反应训练

图 5-4 家长在干预中的重要作用

误解：孤独症孩子需要专业人员的干预，家长通常会影响干预的正常进行。

事实：如果家长没有学会如何实施干预，孩子的学习速度会非常缓慢，而且习得的内容也将很难泛化和保持。

在日常情境中实施家长培训

在圣巴巴拉附近，有一片风景秀丽的湖泊。不久前，有一家人去湖边度假。正当他们欣赏美景的时候，一个孩子掉进了湖里。不幸的是，孩子不会游泳。孩子的爸爸有如闪电般跳进了河里把孩子救了起来，但他却不幸身亡在了水中。后来警察说，这个父亲其实不会游泳，所以溺亡了。这是一个悲伤的故事，但在这里我们只想说明父母对孩子无与伦比的爱和奉献精神。当孩子掉进水里，父亲会毫不犹豫地救他。他丝毫没有考虑自己，没有想到自己也不会游泳，可能会溺水。

孤独症孩子的家长有着同样伟大的爱，他们会尽一切力量去帮助孩子。出现问题时，他们不会像解决学术问题一样停下来思考，而是会马上采取行动。不论是努力将孩子安置到最好的教育环境中还是亲自教育孩子，他们都会毫不犹豫。有必要在家长培训中充分运用这种奉献精神和力量，因为只有家长才能在日常情境中持续为孩子创造学习机会。

那么，如何在每天进行干预时让家长参与进来呢？如果你是家长，一定要确保自己是孩子干预项目的参与者。如果你是治疗师或者教师，一定要确保孩子的家长能够积极参与进来。如果可能的话，还要观察家长对孩子的训练并给予恰当的反馈。告诉他们在哪些地方做得对，在哪些地方需要改进，还有哪些行为可能会适得其反。如果你是家长，你可以询问能否在专业人员在场的情况下对孩子进行训练并获得反馈。我们称之为"带有反馈的实践"，很多优秀的专业人员能向你提供这样的服务。这样你就能知道自己做得怎

> **范例：使家长参与干预的方法**
>
> - 在学校做干预记录并将记录带回家
> - 保留干预过程的录像
> - 午饭时观察孩子
> - 放学后对孩子进行社会交往方面的训练
> - 每月安排一次团队会议

样，在哪些地方需要改进。

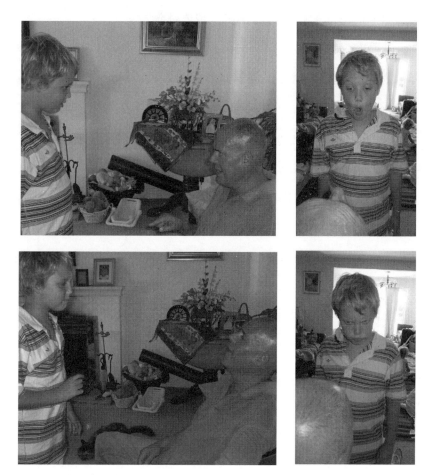

孩子和父亲正在一起开心地玩游戏，用不同的面部表情表现不同的情绪。孩子
正在学习，并且孩子和家长以一种有意义且开心的方式完成了干预过程。

无论是言语治疗、行为干预还是学习辅导，如果家长能够在家里、社区环境中、放学后、周末或者假期帮助孩子练习和实践，那么他们会学得更快并且能把习得的良好行为更长久地保持下去。如果你是一个因工作而无法亲临现场的家长，那么一定要确保你能收到学校的观察记录以及详细指导干预如何一步步实施的资料。如果可以的话，让教师或治疗师给你干预过程的录像，你可以利用放假或者午饭时间观看录像以观察孩子在干预过程中的表现。还有，不要忘记关注孩子在社会交往方面的发展表现。家长可以在放学后或周末帮助孩子提高交往能力。你可以询问教师或助教，哪些孩子与你孩子的关系还不错，然后在放学后约他们与你的孩子一起玩游戏或吃冰激凌。

此外，还要确保每个月与孩子的干预团队开会。你可以把它写入孩子的个别化教育计划中。这种定期会议可以保证相关人员了解孩子的干预进程，并且使用一致的干预方法。作为一名家长，你如果想要表达对大家的感激之情，可以和孩子一起做一些点心带到会议上。如果你工作实在太忙难以参加会议，一定要保证每个月利用午饭时间约见一次孩子的教师，或者至少通一次电话。家庭参与干预将会产生巨大的作用，你不仅要参与，还要积极参与。

史密斯家的经济条件不错，他们雇用了最好的治疗师，让治疗师在家里对孩子大卫每周进行 80 个小时的训练。治疗师每天陪孩子上学，并且下午和晚上都陪着他。但不幸的是，周末总是麻烦不断。除了在学校或干预时间之外，大卫都像个小怪兽，别人对他稍有要求，他就会非常不满，不停地乱跑。史密斯夫妇前来寻求帮助，我们就对他们进行了一些培训，从如何激发孩子参与活动的动机开始，到如何让孩子听从他们的指令。大卫父母在不同的社区环境中与大卫互动，同时由一个专业人员随时在旁边提供支持和反馈，告诉他们是否需要忽略一些孩子的不恰当或破坏性行为。大卫逐渐进步，在每周两次的家长培训进行了两个月之后，他们全家人已经能够一起去很多户外场所了，如杂货店、快餐店。他们甚至还教会大卫如何自己清洗玩具、铺床。整个家庭的生活质量都得到了提高。家长参与发挥了巨大的作用，每个人的生活都变得轻松了，这是千金难买的。

自我反思

家长

1. 我知道孩子所有的干预目标吗？

2. 我知道如何帮助孩子实现这些目标吗？

3. 我是否经常与孩子的教师和治疗师沟通，以协助实施孩子的干预计划、了解孩子的朋友以及孩子和别人相处得怎么样？

教师

1. 我是否定期与家长一同商量并调整孩子的干预目标和程序？

2. 我制订的干预目标对于孩子的家庭来说是否重要？

3. 干预团队的所有人是否使用一致的干预方法？

第六章　如何减轻家长的压力

丹尼尔是个小学生，他的日常表现还不错，但偶尔会有攻击行为，经常被送回家。他生活在一个充满关爱的家庭，但是他妈妈压力非常大。她总是担心接到学校的电话，说儿子因为不良行为、公众场合出丑或者遭到别人的恶意对待等需要被接回家。有时候她会因为过于担心而感到筋疲力尽。

像丹尼尔妈妈这样的情况，其实并不少见。毋庸置疑，孤独症儿童的父母会承受非常大的压力，并且这种压力看起来很难消失。我们对如何减轻家长的压力进行了长期研究，但面临着众多挑战。不过，仍有一些方法是有效的，如坚持写日记、与孩子暂时分开一段时间（只要能够找到值得信赖的保姆），或找一些能提供帮助和支持的人陪伴在孩子身边等。尽管家长的压力能通过这些方法得到缓解，却不能完全消除。我们也知道家长培训既可能减轻也可能增加家长的压力。具体来说，如果培训计划需要家长专门抽出大量时间坐下来训练孩子，那么他们的压力就会增加。家长们很忙，他们需要工作、做家务，还要照顾其他孩子，等等。如果他们没有时间完成家长培训布置的任务，他们就会感到内疚，压力就会增大。这就像车坏了，我们送到修车师傅那里，但他却说"我教你修车怎么样"。虽然那样以后我们可以自己修车了，但是负担却加重了，我们没有时间修车，宁可把它交给专业的修车师傅去修。但我们却可以做一些常规性的事情，例如加油、给轮胎充气、检查油量等。孤独症儿童的家长也是这样，他们需要积极地参与到孩子的日常训练中来，但并非以一种给自己增加负担的方式。

这一点非常重要，如果我们能在日常生活中教家长如何实现干预目标，他们的压力就会减轻。此外，让家长一同来确定孩子的干预目标，同时教会他们如何实现这些目标，不仅能够加快孩子的学习速度，还能缓解他们的压力。这种家长一同参与的、在自然情境中进行的干预也能够提高家长的热情、兴趣和幸福感（Schreibman et al., 1991）。

另外一个减轻压力的方式就是参加家长支持小组。这种小组活动要经过仔细的规划，仅有少数几种活动能够奏效，大部分都难以为继（Albanese, San Miguel, Koegel, 1995）。家长们认为，如果他们和一些成天抱怨生活艰辛、老师无能的家长在一起，他们就会感觉压力很大。但如果这种小组活动是由经验丰富的专业人员组织的，并且这些专业人员能够将讨论主题集中于问题解决上，那么家长的压力就会减少，家长也会很愿意参加。

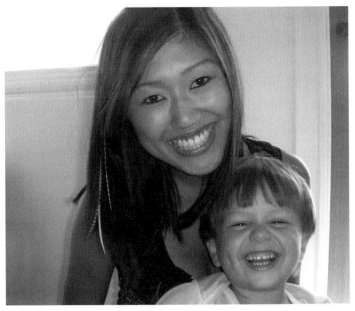

实施关键反应训练有助于减轻家长的压力，使整个家庭获得可测量的积极改变。

　　教师和干预人员应该认真倾听孩子是如何取得每一点进步的并为之高兴,不论进步有多小。处于巨大压力之下的家长需要知道,任何一丁点儿的进步对孩子来说都是非常重要的。专业人员须在家长实施正确干预的时候给予赞扬和鼓励。如果孩子出现问题,教师和治疗师需要根据经验和已有研究中的有用信息向家长提出建议,但不能总是指出家长的错误,那样就太糟糕了。专业人员要帮助家长解决问题,而不是成为问题的一部分。

　　毋庸置疑,未来的研究应该重点关注教师、干预人员、家庭成员以及社会大众如何有效帮助孤独症儿童的家长减轻压力。但其实我们已经为此努力了,因为我们意识到这是一个解决起来比较困难的问题。当然,以上不是全部的建议,这只是一个导引。我们不仅应关注减轻家长压力的方式,还应关注如何把压力控制在正常范围之内,并且不只是暂时减轻,而是要具有长期的效果。这是社会对每一个孤独症儿童的家长的责任。

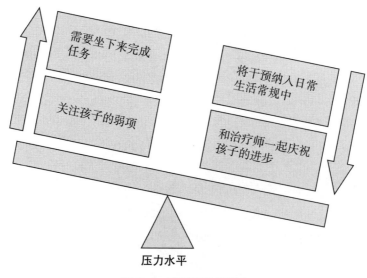

图6-1　减轻家长的压力

家长压力的相关研究

我们对于家长压力的研究清楚地表明，养育一个孤独症的孩子父母会背负难以想象的压力（R.L. Koegel, Schreibman, et al., 1992），并且这些父母的压力具有一些相同的类型和作用方式 [就像《慢性疾病或障碍儿童家长的资源与压力问卷》（Holroyd, 1987）所测量的一样]。孤独症儿童父母的压力与普通儿童父母的有很大不同，他们因为孩子缺乏独立性、难于管理、存在认知障碍、需要全程的生命养护，以及家庭发展的各种机会受限，而面临种种压力。这并不奇怪。孩子的语言障碍使其更依赖他人，同时也影响其认知发展，家长们需要管理更多的问题行为，又总在为孩子今后的发展而担心，从而面临更大的压力。有趣的是，处于不同文化背景和地域的母亲们，孩子们的年龄和发展水平也不同，她们面临的压力类型却是相似的（R.L. Koegel, Schreibman, et al., 1992）。父亲们也会面临压力，但担心的内容却不同（Moes, Koegel, Schreibman, & Loos, 1992）。我们利用《资源与压力问卷》《家长应对健康量表》（CHIP; McCubbin, McCubbin, Nevin, Cauble, 1981）《贝克抑郁量表》（Beck, & Steer, 1987）三个量表比较了母亲和父亲的压力数据。结果表明，母亲表现出比父亲有更多的压力，且双方压力的来源存在差异，这与他们各自的社会角色有关。母亲的担心集中在孩子的养护和照顾上，而父亲更多地担心家里的经济状况能否支付起孩子的干预费用。在参与调查的家庭中，大多数父亲是家庭的主要经济来源，而母亲主要负责照顾孩子。也许随着这一传统家庭角色的转变，家长的压力类型也会有所变化。

还有一项有趣的发现是家长的压力似乎与受教育水平没有关系。也许你会认为，如果家长有一定的处理孩子问题行为的技能并能持续学习新技能，其压力就会小一些。但事实并非如此。即使他们参加了家长培训项目，能很好地控制孩子的行为，他们的压力也未必会减少（R.L. Koegel, et al., 1996）。家长们都很担心孩子的认知发展。尽管孩子很聪明，但是家长还是会担心学校以学业测验结果来认定孩子有认知障碍。因为大多数标准化测验都以沟通能力为基础，而这是孤独症儿童的主要障碍之一。另外，许多孤独症孩子存在问题行为，所以很难把他们带到公共场所，他们能参加的公共活动非常有限。许多家长也经常会因为社区里的他人对孩子的消极态度而烦恼。总之，孤独症儿童的父母对孩子非常担忧，并且这种担忧似乎很难消失。家长们认为需要有经验丰富、有奉献精神的人来照顾自己的孩子。而当意识到自己会比孩子先离开这个世界时，他们又会担心在自己去世之后孩子无法得到父母般的爱和照顾。

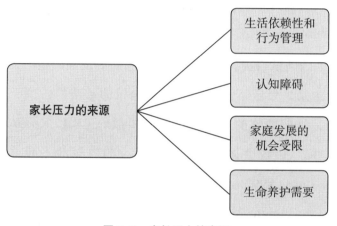

图 6-2　家长压力的来源

我们对于压力的研究与该领域内的其他研究结果较为一致（e.g., Bouma, & Schweitzer, 1990; Bristol, Schopler, 1983; Holroyd, McArthur, 1976），这项研究表明了开发减轻家长压力的干预项目以及提供社会支持的重要性。

未来的研究可能围绕家庭状况因素展开，这些因素或许会造成或减轻孤独症儿童父母的压力。例如，有研究发现，如果有许多家庭成员共同关注孩子的成长，父母的压力要比那些独立看护孩子的父母小得多。有必要对此进一步研究，尽管社会支持对大多数家庭来说很有帮助，但如果与家庭本身的文化背景和价值观念不一致，也会导致很多问题（Bernheimer, Gallimore, Weisner, 1990; Gallimore, Weisner, Kaufman, Bernheimer, 1989）。另外一些与孩子本身无关的压力也可能给孤独症儿童的父母带来更多问题，导致他们难以与孩子相处，难以参加家长培训项目。例如，健康问题、失业或夫妻感情不和等个人状况，都可能使孤独症儿童的干预训练难以实施。

总而言之，不仅需要建立对孤独症儿童有效的干预模式，同时还需要考虑干预对整个家庭的影响。全面理解压力的来源，能帮助我们安排更有效的培训项目，不管它首先是为了减轻个人压力，还是最终为了制订能充分满足儿童发展需要的长期方案。例如，我们要意识到虽然有些干预方案能够改善儿童的行为，但同时也增加了家长的压力，而另外有一些干预方案却能兼顾儿童行为的改善和家长压力的缓解。PRT 能够很好地满足这一要求，从整体上改善家庭互动的同时减轻随之而来的压力（R. L. Koegel, et al., 1996）。

> **误解：** 家长不应参与孩子的干预，那样会增加他们的压力和焦虑。
>
> **事实：** 在日常生活情境中教家长对孩子进行干预，能减轻他们的压力（见第一、二章）。

如何在日常生活情境中减轻家长的压力

每个人应对压力的方式是不同的，缓解压力的方式也不一样。如果你是孤独症儿童的家长，你会面临很大的压力，那么你应该花点时间坐下来列出能让你放松的活动清单（Barry & Singer, 2002）。以我们的经验来看，首先你应确定能让你在早上感到放松的活动，是安静地喝咖啡还是去公园慢跑？然后抽出时间来做这些事情。在临床实践中，我们也注意到其他有效的活动。如果孩子早上的行为让你觉得很难应对，你会希望他能在这一时段变得独立。让他自己设定闹钟、起床，你就可以多休息几分钟；或教他自己准备午饭，你就可以少做一些杂事。那么其他时间呢？你觉得是一个人待着轻松还是和其他重要的人在一起轻松？

如果孩子的家庭作业和专门的干预活动让你疲于应对，你可以请教师或治疗师帮你寻找在日常生活中对孩子进行训练的方法。例如，让孩子在做饭时间学习数学，这比坐在书桌旁边做算术题有趣多了。读菜谱是练习发音和学习数学的好机会，孩子也能帮你准备晚餐。孩子最终要学会打扫、做饭、照顾自己，你越早教他，生活就会越轻松。尽管我们还没有系统地研究出训练这些行为的方法，但整体来看，在日常活动中进行训练和干预能有效减轻压力（R.L. Koegel et al., 1996）。

现在考虑一下，周围的人是给你提供了支持还是对你造成了更大的压力？

减轻家长压力的步骤

· 列出使自己放松的活动清单

· 让教师或治疗师帮忙处理孩子的挑战性行为

· 将训练纳入日常生活中

· 在你身边有提供支持的朋友

· 关注孩子的优势而非缺陷

如果你和别人在一起不能感到轻松的话，就要想想需要做出哪些改变。你能否让婆婆帮你照料一会儿孩子，而不是让她来家里做客？你能否让教师思考在学校如何帮助孩子减少问题行为，而不是每一次都打电话让你带孩子回家？花时间想想究竟是什么给你带来了压力，然后尽量减少这样的事。同时，寻找让你放松下来的活动，然后更多地从事这样的活动。那样，你会成为一个更好、更快乐的家长。

如果你是教师或专业人员，除了教会家长如何在日常生活中对孩子进行训练之外，还要进一步帮助这个家庭，如放学后帮家长看一会儿孩子，偶尔带孩子出去远足，或仅仅是打个电话问问家长家里最近怎么样。如果这些都做不到，那么至少一定要在孩子取得某些进步的时候给家长打电话或发电子邮件。正如反复强调的那样，关注孩子的优势非常重要（Steiner, 2011）。如果孩子没有语言，不要对家长说"孩子不会说话，需要学说话"，要说一些类似于

"孩子似乎可以发出'ｔ'的音了，所以我们现在要多教他说带有字母'ｔ'的单词"。也可以询问家长达到哪些目标能使得他们的生活更轻松，如教会孩子独立做作业、摆桌子、打包午餐、做饭、打扫、喂狗等。还有一些小事儿，比如教孩子为爸爸妈妈制作节日贺卡。当父母处在压力之中时，额外的积极支持将会发挥重要作用。

　　莫拉斯家是一个重组家庭。妈妈之前结过婚，带着两个十几岁的孩子，同时她和现在的丈夫也有两个孩子，这两个孩子都处于学龄前期，最小的孩子是个孤独症女孩。他们还养了一条狗和两只猫。爸爸每天要工作很长时间，妈妈则待在家里。四个孩子（包括一个孤独症孩子在内）的压力给夫妻关系带来了很大的消极影响。他们很少有共处的时光，就算有，也经常吵架。丈夫繁忙地工作，妻子独立照顾这么多孩子，他俩筋疲力尽。他们说，他们经常回忆起以前在一起的美好时光，但现在都一去不复返了。

　　对于如何帮助这个家庭，我们进行了认真思考，发现有些因素限制了这对夫妻共处的机会。首先，妻子不愿意把最小的孤独症孩子托付给保姆。因为孩子有沟通障碍和行为问题，她怕保姆没有和孩子相处的技能，并且如果出现什么问题，孩子也无法告诉她。我们首先让一个经验丰富的专业人员每周抽一天晚上去他们家一次，这样孩子的父母在那晚就可以在外面约会。如果妻子知道家里有一个专业人员照看孩子，她就可以非常放心地出门。我们帮着把家里收拾好，教孩子们自己清洗玩具、盘子，并且教他们打包第二天的午饭，这样夫妻俩从外面回来之后就不会有那么多家务需要处理。我们也和丈夫商量，每次约会他一定要特别安排。我们帮他一起提前计划，预定餐厅、买电影票等，甚至还送妻子鲜花。此外，我们也教十几岁的哥哥如何与小妹妹相处。

　　渐渐地，我们发现即使没有我们的提醒，丈夫对约会也越来越上心，在家里的时间也越来越多。原来他工作到很晚才回家，也有一部分原因是不愿意回去，因为总是有难以避免的争吵。现在婚姻关系开始得到了改善。后来，丈夫会让妻子在孩子白天上学的时候来自己办公室坐一会儿。妻子也慢慢开始享受这样的时光，还雇用了钟点工每周来家里清扫一次，那是她最不喜欢做的家务。事实上，对于很多家庭来说，也许每周一次单独约会并不足以帮助他们减轻压力。但是在这个例子中，与家庭成员（包括孤独症孩子的哥哥）一同努力，分担家务，或仅仅安排一个夫妻独处的机会，都有助于改善夫妻关系和提高家庭生活质量。

自我反思

家长

1. 是什么让我感到压力重重，如何改变它？

2. 做什么能让我轻松一些？我应该如何多做这样的活动？

3. 教孩子做哪些家务能让我轻松一些？

教师

1. 我能做些什么来帮助父母减轻压力？

2. 我是否教了父母在日常生活情境中训练孩子？

3. 我为孩子制订的课程中是否包含了能减轻父母压力的方法？

第七章　自然环境中的训练与评估

自然环境中的训练

　　萨拉在一所小学的特殊教育班级学习，这个班级非常小，有八名特殊需要学生，包括两名孤独症学生、五名语言发展迟缓的学生和一名唐氏综合征学生。萨拉的学业成绩不太均衡，她的即兴朗读能力和数学很好，但在阅读理解和其他语言学习方面存在困难。去年她是班里唯一一名孤独症学生，但今年班级新增了一名有严重破坏性行为的孤独症学生。萨拉从这名学生身上学了很多不恰当的行为。她的父母希望负责特殊教育的主任把她转到普通教育班级，但是主任认为特殊教育教师需要先帮助她做好去普通班级的准备，然后才能考虑把她换至普通班级。这是一种正确的方法吗？

　　萨拉父母的考虑是对的，让孤独症学生融入普通班级非常重要，并且越早越好。孤独症谱系障碍儿童需要与普通儿童一起学习以达到发展社会交往能力的目的，他们也可以从普通同伴身上学习社会交往的技巧。"准备模式"并不总是有效，通常被隔离起来的特殊需要儿童与普通同伴的差距会越来越大，且接受的课程与普通班级的课程也不同。简而言之，不论有无可能，教育应当在自然环境中进行。这意味着孤独症儿童就要像没有障碍一样，参加普通班级的学习活动、课后活动，以及班级和家庭的郊游。忘记以前在门诊教室的日子吧，从只有少数几名特殊需要儿童、课程与普通班级的截然不同（通常难度低很多）、没有玩具以免注意力分散、墙上没有任何画的教室中把孩子解放出来。这并不是自然的环境，也不是理想的教育场所。如果你是一名家长，请不要为了将孩子隔绝在注意力不受分散的环境中而考虑清空地下室和会客室。如果孩子想要在真实世界中和大人一样地生活、工作、社交，他需要在一开始就被教导如何在一个完全真实的环境中生存。这是使他成年后完全融入社会的最好办法。自然环境中学习可以解决我们曾经在诊所中遇到的泛化问题，具体来说，我们曾经在一个完全独立、没有干扰的地方来教育孩子，每天我们都在尽可能减少墙上图画的数量，以确保不会有任何东西来分散孩子的注意力。即使他们在这种环境中习得了技能，但在运用到自然环境中时也存在着问题，我们把这种情况称为"缺少泛化"。换句话讲，他们将新习得的行为运用到其他环境、其

泛化

将习得的行为运用到

- 其他环境中
- 其他行为中
- 与其他的人交往中
- 一个持续的时间段中

他没有特别训练过的任务上，甚至新的人群中时有困难。比如，一个孩子能够正确地计算算术题，但如果他／她在商店却不会合计两种物品的价格，那么即便会做算术题也是无意义的。或者他／她可以说出一幅图片中动物的名称，但当他／她来到动物园却认不出眼前的动物是什么时，在真实的世界中她学到的东西是毫无用处的。所以，解决泛化问题在一定程度上就意味着要尽可能地在普通班级中受教育，并将所学运用到日常的环境中，如餐厅、杂货店或者玩具商店，或者一些课外活动中，如果孤独症儿童接受的是和正常发展儿童同样的教育，我们就不必担心泛化问题。如果想取得积极的效果，在每天自然的环境中训练是很关键的。

可以证明这一点的研究

在第五章中我们讨论了家庭参与的重要性，但是关键反应训练的另外一个重要特点是在自然情境中进行干预。如果你是一名家长，这就意味着你必须确保你的孩子像没有障碍那样参与课堂、课外项目、休闲活动和在其他情境中接受教育。大量的研究都证实在自然环境中的教育具有很大的益处。

自然环境与特殊或隔离的环境

许多关于儿童发展的单一理论是基于这样的假设，即儿童需要在自然环境中得到抚育，将正常发展的儿童从自然环境中隔离出来会对他们的发展带来很多危害。这就是说，为了儿童的正常发展，需要为其提供各种自然刺激。然而历史上在对孤独症儿童进行教育时，并没有予以这些自然刺激。在几十年前许多孤独症人士还是被禁锢在精神病院生活，而且大多数医生都赞同这种方法。

尽管少数一些具有进步思想的人（他们也取得了卓越的成果），比如 19 世纪初期的尚·马克·加斯让·伊塔尔（Jean Marc Gaspard Itard）和 20 世纪初期的海伦娜·德弗罗（Helena Devereaux）曾试图将特殊需要儿童带到自己家里，在自然环境中为他们提供密集、个性化的干预，但他们只是规则之外的个例。他们的教育方法是对维持了几个世纪的将残疾人隔离开来的教育方法的大变革。记住这一点很重要，即在那个时候，极少有人进行科学的干预，而干预者们则认为在隔离环境中可以为特殊需要儿童提供每周七天、每天二十四小时的高强度治疗。不幸的是，在这种环境中干预取得的效果并不如人们所期望的那样。一旦孤独症儿童习惯了这种隔离环境，之后就很可能一直待在那里。在这种环境中孤独症儿童很少能取得进步，还有其他让人担心的事情发生。精神病院与普通社区有很大的不同，它坐落在孤立的区域中，并且经常大门紧锁。事实上，为了防止儿童逃跑，他们经常受到双重或三重的禁锢。儿童的活动范围仅限于卧室和日常活动区，他们也只能与其他孤独症儿童交往。许多没有经过如厕训练、存在较严重破坏性行为的儿童，使得这里的生活条件更加恶劣。精神病医院要想维持在最佳水准就需要高昂的投入，只有极少数的机构曾经想过创设一种如家庭般的环境，但很快就被似乎不懂得欣赏工作人员的和善态度和漂亮娃娃的儿童所破坏，到最后就形成了一个恶性循环。

> **观察性学习**
>
> · 缺乏良好的角色示范会使孤独症儿童以异常的方式学习
>
> · 通过对正常发展同伴的观察，孤独症儿童可以习得恰当的行为

最初旨在改变行为的干预变成了惩罚，这使情况变得更坏。儿童非常频繁地被禁锢起来，工作人员经常以非常严厉的体罚来试图制止儿童做出问题行为，如高压电击。这种生活条件对孤独症儿童自身是有害的，且起不到积极的教育效果。如洛瓦斯等人（Lovas et al, 1973）认为，为了改变儿童的行为，医院有必要使用非常昂贵且费时的治疗手段，而即使是最好的治疗，当儿童从医院出来之后其效果也不能持续。

此后有很多研究都表明医院环境和干预任务的人为控制性是有问题的。这就是说，当治疗中包含一些人为的刺激（比如操作模式中的抽认卡）时，在儿童反应和家庭互动方面的进展总体来说不及在自然情境中的干预进展大。事实上所有行为都是一样的道理，即使一些惯常在隔离情境中教给孤独症儿童的行为，如清晰发音，在自然情境中的教学效果也较好。我们的研究发现，在自然情境中对儿童语言清晰度的干预更为有效（L.K. Koegel, et al., 1998）。以一个字母为例，研究表明如果一名儿童在发"f"音时存在困难，那么要求儿童说出他喜欢且以"f"开头的物品名称（而不是要求他读出以"f"开头的抽认卡），这种干预方法对语言清晰度的改善更为有效。如果干预对象是一名非常喜欢玩球的儿童，我们就会收集一堆球，并用以 f 开头的词语给球命名，如足球（a football）、有趣的球（a "funny" ball）、泡沫球（a "foam" ball）等。当儿童能够发准这些词语中的"f"音时，他就可以玩这些球。在自然情境中运用这种有趣的活动比运用抽认卡的干预效率更高，儿童也不容易出现破坏性行

为，教师可以利用更多的时间来教学，而不是花费大量时间来减少他们的破坏性行为。此外我们还发现，当运用抽认卡进行教学时，学生很难将习得的新的发音泛化到语言治疗课程之外的情境中，而当运用球进行教学时，学生发音的泛化就变得很容易。

儿童的行为在自然情境中进步最快，有趣的是，一些研究表明在自然情境中进行的干预也使得家庭互动有所改善。如前文所述，施赖布曼等人（Schreibman et al., 1991）和凯格尔等人（R.L. Koegel et al., 1996）的研究表明当干预在自然情境中进行时，家庭互动更为快乐，且压力也更小。

自然情境很重要的另外一个原因是可以进行观察性学习。研究者认为缺乏良好的示范会使孤独症儿童以异常的方式学习（Varni, Lovaas, Koegel, Everett, 1979）。而无需过多努力，孤独症儿童就可以通过观察他们正常发展的同伴习得新的任务（Egel, Richman, Koegel, 1981），这些发现强调了教育情境的重要性。这就是说，在只有孤独症儿童的情境中和在以正常发展儿童为主的情境中，儿童观察学习到的内容是不同的。当一名儿童的模仿对象主要是沟通迟缓、有破坏性行为和兴趣狭窄的同伴时，那么他通过观察习得正常行为是很困难或是不可能的。对比之下，如果他的同伴是正常发展的儿童，他就可以观察并习得很多正常行为，在儿童发展的相关理论中都存在着这种观点（cf. Bijou, Baer, 1966; Bandura, 1969）。

自然情境下干预的另外一个益处与泛化有关。多年前的一些研究表明，在隔离环境中对儿童进行一对一的干预几乎没有泛化效果，即使在一个小群体的情境中也没有出现泛化（R.L. Koegel, Rincover, 1974; Russo, Koegel, 1977）。我们还发现即使儿童在参加一对一的延伸训练之后，他们仍然需要在普通教育的教室中进行特殊干预。最重要的是在特殊、隔离的环境中进行的训练，无论其是否产生效果，都不如在非隔离的环境中进行的训练有益。因此，有如此多的文献都认为融合教育对所有的儿童（无论是特殊需要儿童还是正常发展儿童）有益，这就一点都不奇怪了。

另外一个重要问题是有很多人错误地认为孤独症儿童很反感与人接触，因此设立一个人与人之间互动较少的人为环境更好。事实上，有人曾经认为孤独症儿童在免受干扰的环境中表现更好。然而研究者对这一问题做了系统研究后认为，这种"特殊环境"并无益处。在这种环境中儿童在完成一些任务时存在更多的困难，而他们能从成年人和同伴身上学到更多（cf. Russo, Koegel, Lovaas, 1978）。事实上，人与人之间的沟通对孤独症儿童来说非常有益——这是在自然情境中接受教育的另外一个原因。

将孤独症儿童与正常发展的同伴融合在一起的原因

在正常的社区标准下与正常发展的同伴一起实践社会目标

学习模仿正常发展的同伴

图 7-1　融合的重要性

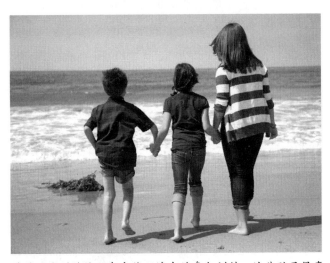

关键反应训练鼓励在自然环境中的参与训练。这些孩子很喜欢沙滩，而沙滩上的活动以一种令人愉悦的方式为他们提供了学习多种技能的机会。

自然环境中的评估

认识了环境对教育产生的影响之后，可以思考一下，在人为的环境中使用标准评估会产生什么结果，或者这种测试能否为训练提供有益的信息。越来越多的证据表明标准化评估能够提供与自然评估不同的信息（Condouris, Meyer, Tager-Flusberg, 2003; Dawson, Soulieres, Gernsbacher, Mottron, 2007; Dunn, Flax, Sliwinski, Aram, 1996; Edelson, 2005）。比如，当我们评估一名存在问题行为的孤独症儿童的词汇量、语言发展及智商时，儿童在这些方面的表现与动机有很大的关联（L.K. Koegel, Smith, 1997）。特别是当一名心理学家、言语和语言学家、教师或其他测评者，在严格标准化且不提供如关键反应训练中所包含的一些动机因素的情况下进行测试时，儿童的表现就会非常差。事实上，这个结果可能表明儿童有非常严重的认知缺陷和语言发展迟缓。然而，当纳入动机性因素后，这些儿童的表现水平显著提高，测试结果表明儿童的能力达到平均水平。因此，标准化测试会严重低估孤独症儿童的能力。在人为情境中评估的似乎是儿童的动机而非真实能力（Kuriakose, Koegel, 2010），这一点很关键，因为测试对设立目标很重要。如果测试低估了儿童的能力，那么儿童可能会花费一整年，或者更长时间来学习自己已经掌握的目标行为，这样学校教育实际上就是无用的。

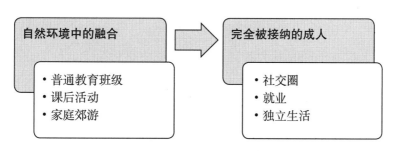

图 7-2　早期融合将如何影响成年期

自然环境中的教学步骤

我们知道自然环境中的干预能够对孤独儿童产生有益的结果，但是有人会怀疑在这种情况下开展密集的特殊干预是否可行。有趣的是，大量研究表明自然环境中的干预很容易实施，同时又非常有效。许多年前，当大多数的孤独症儿童被排除在普通教育之外时，我们已经证明融合是可行的，且立刻能产生效果（Russo & Koegel, 1977）。尽管为了使干预更为有效，需要对普通学校的教师进行简单且专业的培训，但总体来说融合还是具有低成本、高回报的特点，且社会和教育效益可以持续很多年（以下的研究也可以证明这一点：Harrower, Dunlap, 2001; Owen-DeSchryver, Carr, Cale, Blakeley-Smith, 2008; Strain, McGee, Kohler, 2001）。只需要少量的培训，在普通教育教室中实施PRT的教师就可以成功提高孤独症儿童的沟通能力（Smith, Camarata, 1999）。除了教师，对孤独症儿童的同伴进行少量特殊培训使其能在自然情境中实施PRT，也能改善孤独症儿童的复杂社会行为（Pierce, Schreibman）。

上面提到的研究仅仅展示了融合相对来说比较容易实施，但调查也清楚地表明只把孤独症儿童放在融合的环境中是不可能产生效果的。教师培训、同伴培训以及所有人的合作对于取得好的结果非常重要，缺乏合作就会特别容易产生问题。如果两个干预者在实施干预目标时存在细微的差别，那么就会出现行为对比（R.L. Koegel, Egel, Williams, 1980）。如果在不同的情境下实施不同的干预，那么所有干预者就会看到在一种情境中得到改善的行为，到了另外一种情境中就会退化。在另外一项研究中我们可以看到，如厕训练由于干预步骤的不一致以及不同环境中干预的不同，最终完全失败了。然而当所有环境中的干预统一协调起来之后，儿童在如厕训练方面取得了很大的进步（Dunlap, Koegel, Kern, 1984）。干预一致了之后，儿童能在一两天内学会如厕，甚至年龄稍大一些的无语言儿童也能在两周内在各种情境中接受如厕训练。

另外一种有效的策略是给孤独症儿童一个工具，即在某种意义上，给予他们在干预中自我管理的权利。这包括教会他们辨别恰当行为和不恰当行为，然后自主决定是否做出恰当行为以及何时做出。如果通过自我管理，目标行为的出现能够程序化，那么孤独症儿童就能学会恰当回应（L.K. Koegel, Koegel, Hurley, Frea, 1992）。孤独症儿童在一种情境中学会自我管理策略来减少刻板行为，在其他情境中也能运用此策略达到相同的效果，而不用干预者再进行额外训练（R.L. Koegel, Koegel, 1990）。这种泛化效果使得干预既有效成本又低。

总之，文献中的观点认为孤独症儿童在自然情境中的训练和评估最为有效，并且可以从与正常发展儿童的互动中受益。在自然情境中实施干预又十分简单，即使是儿童的同伴也可以学会并有效实施。这一点是毋庸置疑的，即在自然情境中干预可以产生最好的效果。如果担心在自然情境中进行干预很困难且实施起来花费很多，从而害怕实施自然干预，这是没有必要的，因为这些困难并不存在。

表 7-1　以往的训练与关键反应训练的对比

	以往的训练	关键反应训练
干预场所	隔离式环境 隔离的精神病医院	自然环境 与正常同伴融合
主要干预措施	惩罚 / 奖励 限制	积极行为支持 重在动机
刺激	人工刺激物，如抽认卡	动机性刺激物，如玩具、书籍
泛化和保持	很难将新习得的行为泛化并保持在外部环境中	促进新习得的行为在外部环境中的泛化和保持
互动	认为孤独症儿童厌恶人与人之间的接触	人与人之间的接触被认为是适宜的，且对孤独症儿童有益

误解： 在特殊且避免分散注意力的环境中或为重度残疾儿童开设的班级中对孤独症儿童进行教育，比在主流安置环境中进行教育的效果要好。

事实： 在日常情境中，孤独症谱系障碍儿童可以学得更好，并且在将新习得的行为运用到其他情境中时遇到的问题更少。

在日常情境中使用

如果你是一名家长，那么请将你的孩子带上，跟你一起去所有的地方。一开始可能会很难，但从长远角度考虑这是一件最好的事情。如果逛街购物的感觉糟透了，那可以先从买商店中的一个物品开始（尽可能是孩子最喜欢的物品），这样就可以从自然奖励开始购物之旅。尽可能让你的孩子多参加课后活动，一开始他可能需要一些帮助，但经过一段时间之后就不再需要了。如果孩子从一开始就做对了，与普通儿童的接触可以使他扩展兴趣范围，并参与到这些孩子的活动中去。同样，也要鼓励你的孩子在学校尽可能多地与普通儿童交往，能整天都在一起最好。有足够的证据表明孤独症儿童融入普通儿童之中可以促进他们在社会交往和学业方面的发展。如果普通教育的老师说你的孩子影响了普通儿童的发展，要知道这是没有证据支撑的。实际上，从我们的经验以及其他报告来看（J. Anderson，个人交流的笔录，大约 1992 年），当普通儿童与特殊需要儿童待在一起时，普通儿童的表现可能更好。这可能是因为教师需进行个别化的指导、运用更多的动机策略，或者更为有效地处理不同的学习风格，而这些都能促进所有学生的发展。不论是什么原因，你的孩子在普通教育情境中都能得到更好的发展。正常发展的儿童是一种神奇的资源，可以有力地促进孤独症儿童的社会性和学业发展。

然而，在没有正确支持的情况下将孤独症儿童融入普通班级有可能对他们的短期和长期发展都产生不利的影响。要确保有一个积极的行为支持计划，如果你的孩子需要课程调整，那就要保证有人做这一工作。陪伴你孩子一起学习的学校工作人员也要经过良好的培训，并知晓个别化教育计划（IEP）的目标。要确保教师在课堂上呈现任务之前，你在家里已经让孩子练习这一任务了（L. K. Koegel, Koegel, et al., 2003）。确保有人监管你孩子在每个方面的进步，包括与普通儿童的互动。在课余，还要努力邀请你孩子的同学来家里做客（R. L. Koegel et al., 2005），向老师询问孩子在班级中与哪位同学相处得比较好。你可以从短时间的、有计划的游戏约会开始，让你的孩子体会到成功，然后逐渐增加活动时长。长时间的游戏约会经常会转变为灾难，因为不论是普通儿童还是孤独症儿童都会对另一个活动感兴趣。让你的孩子在家中尽可能多地帮助你，如做饭、打扫卫生、整理花园、个人洗漱和穿衣服等，这有利于培养孩子的独立性。

如果你是一名教师或者管理者，那么你就要去做所有能促进孤独症儿童融入普通发展同伴的事情，要知道没有证据显示在隔离环境中孤独症儿童或者正常发展的同伴会有更好的表现。要教会孤独症儿童在真实世界中生存所需要的行为，并促进他们与普通同伴之间的合作。如果你想让你的学生取得最好的成果，那就需要设计许多同时针对孤独症儿童和普通儿童的干预策略，并同时实施这些策略。

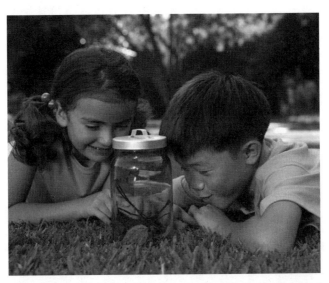

这幅照片展现了儿童是怎样完全融入普通教育的，夏令营以及其他一些同伴互动活动可以帮助他们习得恰当的社会交往技能，成为同伴群体中有价值的一员。

你也要确保在每天的情境课程中安排短途出游，与学生家长在公园或操场上见面，因为这些都有助于儿童在社会交往方面的发展。将学生带到商店里，并教会他们怎样购物、礼貌地对待别人等，这些都能帮助你的学生提高社会交往能力。

　　JC 家在 JC 一年级的时候搬到了圣巴巴拉市，此前他在幼儿园的普通班级中学习，但是因为存在一些不合群、挑战性行为，他渐渐脱离了同伴，只有在休息和午餐时间才与普通儿童在一起。尽管如此，当他与他们坐在一起的时候，他也从来不和他们沟通。到我们接触他的时候，他已经发展出了一套有效逃避社会交往的行为，几乎不参与任何学业活动，并吓跑了大多数的同伴。如果有成年人试图接近他，他会说粗鲁的话，并转身拍打双手，做出其他一些刻板行为。当教师给他布置任务时，他常常表现出破坏性行为，如撕坏作业本或者用铅笔在作业本上乱涂，使得这个任务不可能完成。如果有同伴靠近他，为了将同伴赶出他的私人区域，他就会运用一些技巧，开始时会大声叫嚷，如果没用的话就会出现攻击性行为，到最后他的私人区域比其他任何同伴的都大。

　　在他一年级时，与他以前学校的工作人员和私人治疗师所建议的不同，我们将他安排进了普通教育班级中，我们也没有将他孤立起来。为了使整个班级获得成功的教育经验，我们还为教师提供了他们所需要的支持。我们为 JC 提供了额外的一对一的辅助支持，并对教师进行了培训。我们首先确保他与别人保持积极的关系，而不是害怕别人只会给他提供学业练习或同样困难的社会活动。老师调整了他的数学、阅读和写作任务，并取得了良好的效果。他喜欢的玩具变多了，他也会写下休息时想要做的事情。我们教给他的字母通常是他最喜欢的事物名称的头一个字母。他的父母会提供给我们他喜欢的并且会分享给朋友的食物的清单以帮助我们准备他的午餐和课间餐。我们运用了图表和自我管理计划，并且得到了一些经验，告诉他做完一小部分课堂作业就可以得到一些小奖励，他就会听从安排并独立完成作业。在这一年中，他进步很大，并且在某种程度上能够和正常发展的同伴一样参加相同的活动。他进步了，更为重要的是，他逐渐被大家接受了。

到了第二年，他的行为问题已经显著减少，我们开始增加他能够部分参与的作业量。同时，我们也注重同伴互动，并且通过一些项目，如引导、自我管理、视频示范、奖励、增加普通同伴人数、根据他的兴趣安排互动的强化类型，帮助他提高了社会交往能力。他在学业和社会互动方面的进步仍在持续。几年之后，尽管他与他的同伴在学业和社会互动水平上仍然有一些差距，但他已经能够与同伴一样学习同样的课程，并且每天都在进步。他在学校中可以表现出恰当的行为，有着规律的玩耍活动时间，在校园剧中能够表现自己，不再出现问题行为。他很适合且喜欢这种生活，学业和社会方面都在不断进步。

JC 的成功很大一部分是基于这样一个事实，即完全参与到大量的支持性项目中，并与正常发展的儿童在一起活动，这些儿童的行为可以作为一个目标，为他树立良好的示范，并且他们也享受和他相处的过程。只有在一个完全融合的情境中，JC 才能获得积极的干预结果，我们才能聚焦于关键领域来激发 JC 想要学习、想要与普通同伴交往的动机。通过参与这些项目，他可以在每一次升级时都能接受持续的更为正常的治疗项目。

自我反思

家长

1. 我的孩子能够在社区情境中受教育吗？

2. 我的孩子在学校或校外与普通发展的同伴有互动吗？

3. 我有没有在真实环境中让孩子参与能增强独立性的活动？或者由于孩子没有学到在现实生活中快乐成长所需的技能，而强迫他／她进入无法产生动力因素、受限制的安置场所？

4. 我有没有创造机会来激发孩子在学业和社会层面与人互动的动机？他 / 她变得更加自信了吗？他 / 她感觉自己在同伴群体中是自在的且正常的吗？

教师

1. 我给家长提供与他们孩子相处的其他孩子的名字了吗？

2. 我有没有为学生创设有利于与正常发展的同伴互动的活动？

3. 我的学生能和正常发展的同伴一样在普通情境中完成任务吗？

4. 我有没有为所有学生，包括正常发展的学生和特殊需要学生提供带有奖励、激发动机的学习机会，使得他们想要学习，并把知识运用到日常的生活中？

自然环境中的评估

阿莉莎是小学高年级的一名学生，她每次的测试成绩都非常差，而她似乎并不关心学业成绩。根据她在班级中的测试成绩以及她的标准测试成绩，学校为她提供了一套课程，而她的父母则认为此课程水平远远低于她的学业能力。在听从家人指令方面她几乎不存在问题，甚至是复杂的指令。她的词汇量非常大，但在标准词汇测试中的表现却很不好。因与学校的意见有分歧，她的父母来到我们研究中心寻求建议。

测试和学校课程

你可能已经猜到了我们的建议是什么。测试的目的是确定儿童的功能水平以及制订合适的个别化教育计划、家庭目标和课程。当我们想到测试时，经常想起的是智商（认知）测试或语言测试，这种类型的测试都有一套标准化的操作程序。通常是学生坐在座位上，测试者运用图片作为刺激物来评估学生的知识水平。在这里需要注意的一点是，有许多方法可以进行测试，这一点对孤独症儿童尤其重要。让我举一个例子来说明为什么这一点很重要，我们曾经对一名孤独症儿童做过一项标准化、接受性的词汇测试，在测试中运用的是上面有许多物品的黑白图片。我们要求这名儿童指出代表床的图片，他指的是绘有烤箱的图片。他的父亲在单向玻璃外看着我们进行测试，看到这一幕时他摸着自己的额头，非常恼怒地说："每天晚上我都要求我的儿子上床睡觉，每次我要求他上床睡觉时，他就上床了，没有一次跳进烤箱里！"当你在进行标准化测试时，得到的结果有时不同于"真实世界"中的结果，有些孩子在真实世界中的表现较好，有些较差，还有些一样。但是如果一个孩子在真实世界中表现得较好或较差时，那么根据这一测试成绩所设计的课程就可能非常不恰当。

这就是阿莉莎的例子，测试成绩并不能准确反应她的能力，而是测试出了她缺乏动机。当我们实施了由教师制订的包含动机因素的测试，并为得到标准化测试的正确答案而提供一些刺激时，我们就可以评估她真实的功能水平，并据此确定合适的目标。

可以想象一下，如果在像阿莉莎那样的儿童的个别化教育计划中确立了词汇项目，而这些词汇是她已经掌握了的，那她将会花费大量的时间来参与无意义的活动。但是别忘了，相反的情况也有可能发生，有时候一个孩子在测试中回答正确，但他并不知道如何操作性地运用测试项目。为孩子们提供正确的课程是非常重要的，并且为了保证课程的正确性，就需要知道学生是否能够在日常情境中使用这些被测试的单词、语法结构、行为以及很多其他项目。

其中一个可能的问题就是绝大多数的标准化测试一点都不能吸引孤独症儿童的兴趣，这些测试可能非常无聊、无趣或者没有意义。在这种情况下，儿童可能表现出各种想要逃离测试的行为，包括攻击行为、破坏性行为、拒绝回答测试问题，或昏睡、对测试缺乏反应。这就是我们强调在自然环境中进行评估的原因。在上面的例子中，儿童可能对测试问题的回答不正确，但在真实世界中却能够表现出恰当的行为。或者如果这项任务是有意义的，比如将糖块分给家庭成员，那么学习分数可能会更容易，但做有关分数的计算题可能完全没有意义。同样，如果一个儿童可以正确运用语法规则造句，但当她在休息或午餐的时候却在操场上徘徊，并没有与同伴交谈，那她造的句子就是无意义的。最重要的是，除了干预，对儿童的评估也要在日常环境中进行。

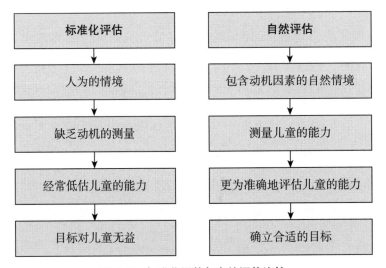

图 7-3　标准化评估与自然评估比较

误解：参与性的行为比课程层次更重要。换句话说，让学生参与简单的学业活动或者在隔离的情境中教学比让儿童表现出破坏性行为更好。

事实：因为许多孤独症谱系障碍儿童在枯燥、人为的测试任务中会表现出破坏性行为，因此根据测试成绩提供的课程会远低于他们的学业能力。他们需要更为合适的课程教学。

在日常情境中评估

　　评估很重要，但有效的评估更为关键，达到有效评估的基础是明白儿童在自然情境中是如何活动的。如果你是一名教师，就要在日常情境中观察你的学生，了解他是如何和同伴说话的，观察他的行为，去他的家中观察他在日常生活中是如何活动的，还可以与他的父母交谈。如果你是父母，去拜访学校的老师，请他分别说一说你孩子的优点和缺点。如果学校老师不太方便来家里进行家访，可以用录像机记录下你孩子的行为，并在家长会或在制订个别化教育计划会议上呈现出来。设计符合实际且恰当的课程是非常重要的，而在自然情境中的观察可以帮助我们达到这一目标。

　　下一个需要考虑的是正式测试，我们都知道孤独症谱系障碍儿童（或者说，所有人）在完成没有奖励或无趣的任务时会存在困难，相反，如果任务有意义，他们可能会完成得比较好。这都可以归结为动机。因此，我们需要思考的第一个问题就是在测试情境中儿童是如何表现的。他与不熟悉的成人互动时存在困难吗？当任务没有意义时他会表现得非常差吗？在测试中黑白图画或其他类似刺激的呈现会让他觉得很难接受吗？你的工作就是确保测试能够准确地反映儿童的能力，而不是他的动机或者逃避水平和破坏性行为。如果你觉得测试低估了儿童的能力，那就要确保他在不同的情境中都接受非标准化的评估。可以在儿童的家中运用非标准化的程序进行评估，也可以通过行为观察进行评估。如果你是测试者，就必须保证测试对儿童的行为进行了真实的反映，可以邀请父母来帮助处理破坏性行为或帮助你理解如何激发儿童的动机。

　　准确的评估能够帮助教师设置适合的课程和目标，从而促进儿童的发展，从长远来看这是十分重要的。我们知道学生经常运用破坏性行为来影响教师的课程教学，也就是说，大多数的教师在学生出现破坏性行为时，不是想办法减少学生的这种行为并增加课程的趣味性，而是将课程调整得越来越容易。到最后，学校作业的难度完全低于学生的学业能力，学生仅仅是坐在教室里参与毫无意义的任务，学不到任何东西。出现这一结果的原因都在于破坏性行为。不要被学生其他类型的逃避课堂作业的行为（如发呆、昏睡或无回应）所蒙骗，虽然这些行为可能因为没有打扰课堂授课而被忽略，但其实也是有问题的。就像普通儿童一样，这些儿童也需要学业上的进步和挑战。

让我们总结一下使评估变得更为准确的方法，下面有一些给测试者的建议：

* 找到能够激发儿童动机的因素，并在测试情境中运用这一信息。你可以将测试分成一些小的模块，把奖励作为动力，或者运用其他策略来激发儿童回应的动机。

* 为了确保儿童表现出全部的能力，需要对家庭成员进行访谈。比如，家长认为自己的孩子有很大的词汇量，但测试结果却表明词汇量水平很低，那么你就需要找出差距产生的原因。

* 确保儿童注意到你的指令，在他做出回应之前要求他重复指导语或指出测试题目。

* 在自然情境中观察儿童，了解他在真实情境中是如何表现的。

* 在测试情境中多给儿童一些休息时间来参与他喜欢的活动。

* 让儿童清楚地知道他需要回答多少问题，从而避免将测试看成无止境、无变化的。

* 创造包含更多实际且有意义的问题的测验。

再强调一遍，进行正确的测试、开展正确的项目、设计正确的课程能够帮助孤独症儿童发挥他们最大的潜力。

我们在一次学校参观中看到了这样的情况：一名表现出大量破坏性行

为的儿童参与的课程与班级中其他儿童有很大的不同。每当教师给予她一些具有挑战性的任务时，她就开始出现破坏性行为，而当任务非常简单（远低于她的能力水平）时，她就能够像小天使一样专心学习。虽然当她表现得非常安静和独立时，她的教师和一对一的助手都非常高兴，但她并没有学到任何东西。事实上，这名学生在控制教师和特殊教育人员以获得至少不具有挑战性的课程。更糟糕的是，本应该使她融入班级的特殊教育教师也真的认为让她独立地工作比学习新知识更重要。经过讨论后，我们决定在对她的干预中加入一些具有挑战性的任务。几个月之后，她就和她的普通同伴一样参加同样的活动了，仅仅需要对这些活动做一些小的调整。

肖恩是一名阿斯伯格综合征高中生，他很聪明，学习也非常刻苦，几乎能记住所有东西，他用很多的时间来读书，在很多方面都是专家，从高

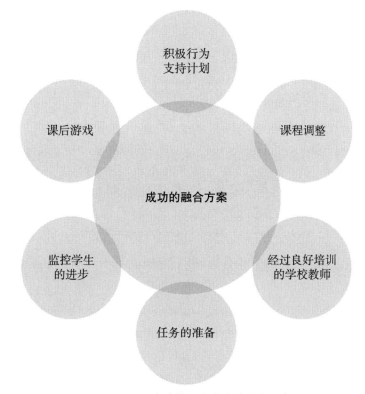

图7-4 一份成功的融合方案的构成要素

尔夫到世界历史都很精通。问题是，他的测试成绩很差，本应该得到 A 的科目都得到 B，对于一名高中生来说，测试成绩对于上一所好大学非常重要。从表面来看，他在知识的掌握方面没有问题，有问题的似乎是测试。以下是一份用邮箱发出的计划：

> 对于测试，你可能需要让所有的老师帮助他启动一个自我管理计划来检查自己的试卷。在交卷子之前他要做好检查，为了确保做到这一步，他需要在检查完每道题之后在有问题的地方做一个标记。如果他交了一份没有任何标记的卷子，教师可以要求他回到座位重新检查。这是对他一生都非常有用的技能，在高中取得好成绩可以帮助他进入好大学，我相信他可以做到。尽管还存在粗心大意的毛病，但他的分数仍然很高。当然，这一解决办法的前提是在测试中还要留有额外的时间，如果没有时间的话，教师可能需要考虑对测试时间做一些调整。当他因为时间限制而不能取得好成绩时，运用这种方法可能会很有效。

教师们已经准备好了去改变，他的父母给教师讲述了这一计划。在接下来的一周中所有测试他都取得了 A。他告诉自己的父母，作为一名高中生，如果被老师提醒需要回到座位重新进行检查，这是一件非常丢脸的事情，所以他把每道题目都检查了一遍。

自我反思

家长

1. 对我的孩子的评估是准确的吗？

2. 我的孩子从课程中受益了吗？

3. 有没有对学校作业做出一些调整，使它更具挑战性和激励性？

教师

1. 我是否在多种环境中对学生进行了能够激发动机的评估？基于评估的课程是否合适？

2. 我有没有设计出对学生具有挑战性的课程？

3. 我有没有时常反思自己，当儿童表现出破坏性行为的时候，我是否会呈现挑战程度低的课程？

第八章　在关键反应训练中使收集数据变得简单

有效的数据收集[1]

很多教师、临床医生、家长一听到"数据"这个词，都感到很头疼。收集数据像一个艰巨的任务，与关键反应训练自然带来的互动效应是如此背道而驰。但无论从哪个方面而言，数据收集始终是有效干预的核心，一旦做好，它可以是非常有趣和有效率的。首先，作为一名教师或临床医生，如果你实施了一个程序，那么你需要监控学生的进度，以防这个程序中途跑偏。其次，你需要监控孩子们是否达到了你要求的目标。最后，你要评估孩子们使用新学习的行为的频率以及在什么环境下使用这些行为。进展、习得、泛化以及保持都是建立数据收集系统的重要原因。每个孩子都是不同的个体，有些技巧对一个孩子来说奏效很快，但对另一个孩子可能需要稍稍改变。这就是你需要数据的原因。

研究表明，数据收集对你的学生也有影响。事实表明，经常收集数据以监控学生进度的教师，能对学生的课程做出更准确的判断，并且学生的学习进度会加快（Safer, Fleischman, 2005）。一项研究发现，在日间特殊班中，若教师系统监控学生进度，学生的表现比那些没有被监控进度的学生成绩要高出0.7个标准差（Fuchs, Fuchs, 1986）。结论是，当实施一个干预程序时，你必须系

———————

① 编注：本章作者萨拉·库里克斯博士（Sarah Kuriakose, Ph.D.），毕业于加州大学圣巴巴拉分校，现任纽约大学郎格尼医学中心儿童研究分中心孤独症儿童服务项目主任，纽约大学医学院儿童与青少年精神病学系临床助理教授。

统地收集数据以确保有效性，并且数据必须以简便易行的方式在不同阶段及时收集——干预前、干预中、干预后。此外，你还需要收集泛化的数据，以确保孩子能够在原来的教学环境之外的其他环境中使用新学习的行为。

数据收集可以很简单且很愉快

不要对数据收集望而生畏。是的，定期追踪进度的确让人喘不过气来。实际上，你可能觉得不必收集任何数据，就能"完全判断"孩子在什么时候取得了进步。但人们并不擅长在没有良好系统的帮助下监控孩子发展的进度，他们倾向于记住某一干预时段内的最好部分或最糟部分。没睡好或身体不太好的人倾向于关注挑战性行为。同样，心情好的人可能报告出更积极的结果。此外，若孩子的进步比较缓慢的话，人们是很难判断出来的。比如，当学生的进步非常稳定而缓慢时，教师可能认为学生还没有取得进步，不需要在干预中做出改变。定期和系统的数据收集确保了有效的干预可以持续进行，无效的干预将被调整。

现在，我们讨论如何收集数据，而不使人感到任务繁重。你最不期望的事情就是没人看一眼这批数据。教师、干预者、家长都很忙，没有时间辨别无意义的数据点。这就是我们讨论收集有代表性调查数据方法的原因，这些方法帮助你在不妨碍干预的情况下却依然能够掌握学生的进步情况。其实，最好的数据收集系统是容易使用且方便的，也照样能够给出有代表性的、有用的数据来指导干预以及指导制订需要达到的目标。

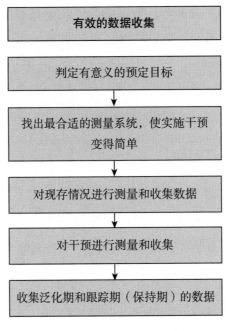

图 8-1 有效数据收集的步骤

那么如何开始收集数据呢？有效的数据收集包括以下重要步骤：①认真判定、定义一个预定目标；②找出最合适的方法测量你所判定的目标；③测量和收集基线期的数据；④测量和收集干预期的数据；⑤收集泛化期和保持期的数据；⑥测量干预实施的忠诚度。下一步，我们将一个一个地仔细解读这些步骤。由于通常是教师和临床医生收集数据，因此数据收集也是从他们的角度呈现。然而，做干预的家长会发现这对他们收集数据也有所帮助。

误解：数据收集是繁重不堪的。

事实：数据收集可以由个人实施，简便易行且实际有用。

第一步：判定和定义预定目标

数据收集过程的第一步是认真判定和定义一个预定目标。每一个目标都必须非常具体，这很重要。比如，你在做一个关于沟通的干预，不要把"增进沟通"作为目标，这种定义太模糊了。放弃这个宽泛的目标，将其分解为清晰的、可定义的具体目标，如"增加到两个词的表达方式""回应同伴的问题"或者"开始在与同伴的会话中提问"。你会发现针对这些目标更加容易收集数据，因为它们的定义清晰、可观察、可测量。如果你在做关于社交技能的干预，那么就可以这样定义这个技能，如"增加在休息时间与同伴一起玩耍的频率""口头回应同伴""发起与同伴的互动游戏"，这远比"改善与同伴的互动"更能够有效测量。

表8-1　判定和定义一个预定目标

模糊的预定目标	清晰的预定目标
增进沟通	增加正确使用过去式的频率 增进准确回忆和叙述自己经历的能力 提高在社交会话中保持眼神交流的能力
改善社交技能	改善非语言的实用行为，如在会话中保持眼神交流，并且与同伴待在一起（不走开） 增加向同伴发起适宜会话的频率 增加社交会话中提问的次数
形成良好行为	提高游戏中轮流的能力 当输掉游戏时，学会放松 在餐桌前坐好

一旦你对目标有想法，一定要以这种方式定义目标，即让所有观察者都认可这个目标。例如，你选择"与兄弟姐妹在一起时减少不恰当行为"作为目标，其他人对什么是"不恰当行为"的理解很难达成一致。相反，严格定义不恰当行为，应该是"拳打脚踢，猛烈撞击，并且扔东西或冲某人大喊大叫"。具体化可以帮助我们判断哪些行为是不恰当的。

下面的例子说明了如何判定和定义一个预定目标。罗斯、麦森和朱利安是我们的三个个案；当你见到他们时，请你换位思考我们应如何收集数据。

罗斯的目标

罗斯是一个 2 岁无语言的小女孩。对罗斯而言，恰当的目标是增加沟通。更为具体的目标是增加罗斯使用一个词的表达方式。制订这个目标主要是考虑到她目前无语言。**罗斯的目标：增加依据口头示范说出一个单词或做出沟通性尝试的次数和类型**。你可能已经想出了数据收集表需要记录的项目：①正确说出的单词；②成功的尝试；③说出的单词的类型；④根据示范做出回应的比例。现在目标是不是更清晰了？不需要暗示罗斯"说更多单词"，就已经对她的行为了若指掌。记住，你不必收集每一次罗斯做出的单个回应的数据。你只需要收集足够的、具有代表性的数据，以确保罗斯正朝着她的目标进步即可。

麦森的目标

麦森是一个 6 岁的男孩，在融合教育环境下学习。他喜欢独自待着，只参加喜欢的活动，这些活动包含着丰富的奇幻人物角色以及他从电影中看到的剧情。另外，一旦是他不喜欢的活动，他经常会跑开逃避。对麦森而言，恰当的目标是增加与同伴的社会交往。这个目标也需要可测量。**麦森的目标：延长与同伴连续做游戏和参与活动的时间**。麦森的数据收集表上应包括哪些项目呢？你可以根据以下几个方面收集数据：①参加不同活动的数量（不包括他喜欢的以奇幻为基调的活动）；②他与同伴待在一起的时长（包括总时长和连续时长）；③与之玩耍的不同伙伴的数量。最后，当他在休息时间都与同伴待在一起时，你可以评估他与同伴互动的质量，但前三种数据仍是必不可少的，用以评估他在参与同伴感兴趣的活动方面所取得的进步。

朱利安的目标

朱利安是一个 13 岁的男孩，在社会性对话方面存在问题。虽然他经常回答同伴的问题，但却很少提出问题，因此他的社会性互动表现为长时间、尴尬的停顿和静默。即使他说想要交朋友，他在学校基本上也是独自一人待着。对朱利安而言，恰当的目标是改善他的社会性对话以及与同伴的社会交往。**朱利安的目标：增加在休息时间与同伴交往的时长，增加在社会性对话中向同伴提问**

的次数。数据收集表的内容应该包括：①与同伴参加活动所占时间的比例；②与之互动的不同伙伴的数量；③他向同伴提问的次数。如果你想得到高质量的数据，那么你还需要收集这方面的数据，即他是否经常与朋友在校外环境里闲逛。

总结

这些目标就这样转化为三个孩子的具体目标。任何情况下，都应该如此定义目标，这样人们就可以判断目标行为是否出现。实际上，就算是一个根本不了解他们或者不知道他们优势和劣势的陌生人，也能够判断目标行为是否出现，这被称为"陌生人测试"！ 在收集数据之前确保你的目标足够具体和清晰，能够通过陌生人测试。当你为关键反应训练琢磨目标时，确保不要写出狭隘、武断的目标。保证目标一定要有意义。

谬误：数据是无意义数字的集合。

事实：数据能够展现出具有社会性意义的成果，从而改变家庭和孩子的生活。

第二步：找出最合适的方法测量预定目标

第二步是找出最合适的方法测量预定目标。一定的方法适于一定的行为。毕竟，数据需要有效地反映目标行为。无论何时，数据收集的方法应尽量简单，这样干预者才能够在干预中迅速收集数据。下面是收集数据的几种方法。

频率（或事件）记录法需要计算目标行为在一段时间内出现的次数。最好记录有明确起点和终点的行为，比如提问、吐口水或轮流玩棋盘游戏。频率记录法不适用于记录需要持续很长时间的行为，如同伴互动、适当的玩具游戏，以及起点和终点不一致的行为，比如发脾气。

反复记录法主要测量孩子对一次机会或提示的反应，将记录下来的数字转化为百分数。有一个关于反复记录法的好例子，就是你教孩子命名喜欢的事物的颜色。每一次你问"这是什么颜色",孩子若回答正确,你便将每次的结果记录下来。若回答不正确,你也将次数记录下来。总的次数达到某个阶段如 10 次或 20 次之后,你便可以计算回答正确的比例。这个方法使你能够对比基线期和干预期的测量结果,以及评估孩子的反应是否是偶然的。反复记录法的数据展示了孩子所有正确反应的比例。

表 8-2　测量目标行为

方法	描述	范例
频率（事件）记录法	计算目标行为在一段时间内出现的次数	提问 恰当的评论
反复记录法	测量孩子对一次机会或提示的反应	第一批词汇 恰当的评论
持续记录法	测量行为持续的时长	发脾气 同伴互动
时距记录法	测量目标行为出现的时距段数所占的比例	在会话中聚焦主题 恰当的音量
潜伏期记录法	测量从决定要做什么到行为发生的时长	在社区环境下的恰当行为 学习时集中注意力

持续记录法测量的是行为持续的时长。当行为的发生有时间长度,并且有清晰定义的起点和终点时,持续记录法是非常合适的。比如,你可以记录发脾气持续的时长,这样就可以测量干预后发脾气的时长是增加了还是减少了。持续记录法中有一个重要的记录类型,那就是潜伏期记录法,主要测量从决定要做什么到行为发生的时间长度。比如,你测量一个女孩在被告知做作业之后要花多长时间才能开始做作业。当你教一个经常做出破坏性行为的孩子或成人延长待在社区环境中的时间时,潜伏期记录法尤其适用。比如,你教一个孩子或成人到超市购物,但他却做出破坏性行为,你想要收集这方面的数据,即他去超市购物之后过了多长时间才表现出破坏性行为。若你的干预是有效的,那么你应该可以看到潜伏期缩短了。

时距记录法主要测量的是目标行为出现的时距段数所占的比例。有时行为有一个持续期，但是测量持续期并非总有意义。比如，你想知道在休息期间一个孩子与同伴玩了多长时间。然而，这种行为可能开始或停止了很多次。同样，若你想测量孩子在做作业时是否专心，很显然从开始到结束记录每一个专注于作业的时期是不可能的。那么，这时你就可以使用时距记录法了。如果你对他花了多少休息时间与同伴玩耍很感兴趣，你可以将 5 分钟的休息时间划分成 10 个 30 秒钟的时距。检查孩子与同伴在一起玩耍的任意一个时距。若他在第 3 个、第 4 个、第 5 个和第 10 个时距上与同伴一起玩耍，那么他大约花了 2/5 或 40% 的时距与同伴进行社会交往。

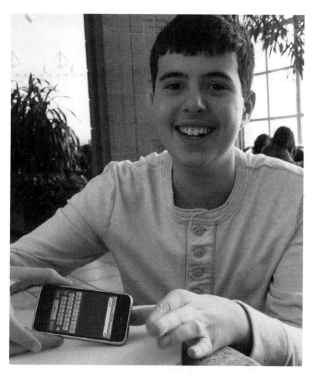

有很多收集数据的应用软件和程序。你可以使用图中的电子设备，或只是使用纸笔。切记，数据收集对评估和开展关键反应训练，以及评估结果非常重要。

接下来，让我们再次回到罗斯、麦森和朱利安的例子上，思考哪些数据收集策略对他们有意义。

谬误： 只有一种数据类型。

事实： 数据收集类型需要个别化，才能对孩子的目标有意义。

罗斯的数据

像罗斯这样的孩子的目标（增加一个词的表达方式），其正确测量方法是反复记录法，因为机会并不是时时都有；也就是说，当某人使用关键反应训练为罗斯示范一个单词时，主要是看看罗斯如何回应。使用反复记录法记录数据很简单！针对罗斯的情况，在一张表格上标记出 1—20 的数字对应的那一栏，用以记录罗斯的数据。每次对一个词的示范提示做出回应，你就记下这个词或这次回应。要是罗斯没有回答出来，你就划掉这一格。现在你对罗斯的回应，以及正确回应所占比例，已经有了很多想法。若你连续几天像这样收集数据，你便可以判断罗斯在单词回应方面是进步了、原地踏步，还是退步了。

表 8–3 罗斯的数据表

单词	记录	单词	记录
1		11	
2		12	
3		13	
4		14	
5		15	
6		16	
7		17	
8		18	
9		19	
10		20	
单词种类		单词种类	
正确回应的比例		正确回应的比例	
回应的比例		回应的比例	
回应的总次数		回应的总次数	

记住，提供足够多的机会以便知晓罗斯如何回应。若数据收集受到大量互动的干扰，并且你认为这些数据不具有代表性，你可以过一会儿再测量、记录或让他人收集数据。如果你发现这些数据有问题，那也没关系。你需要仔细查看是什么导致数据出问题。罗斯与某些人在一起时状态会更好吗？一周之中在哪天罗斯的回应与其他日子里的回应不一样？（在周一很多人感到压力很大！）在不同的环境下，她的回应会不同吗？关于数据非常重要的是，数据让你成为一个"侦探"，使你为学生制订最好的干预计划。

一个小提示：你不需要对每一个单一实验都收集数据，只要数据有代表性，并且能使你得到足够信息以便及时调整干预计划即可。例如，一个孩子每个星期总要发几次脾气，那么你可能想收集他每一次发脾气的数据。但如果你正在鼓励他说出第一批词汇，那么每隔几天或每周收集一次数据会更可行，一样具有代表性，并且破坏性行为会减少，也不浪费时间。但记住，定期收集数据的频率需达到可以了解学生如何做的程度，以便你在必要的时候可以调整计划或当学生达到目标时再制订新目标。

> **误解**：每一个单一实验都需要收集数据。
>
> **事实**：数据可以每周甚至每个月收集一次，这可以展示随时间推移，孩子向着更大的目标迈进的过程。

麦森的数据

麦森的目标（延长他与同伴玩耍的时间）是一个很好的适于运用数据收集系统组合的例子。对于他参与的不同活动的数量和交往的不同伙伴的数量，使用事件记录系统是最合适的。在观察期内保持恒定的时间长度。对于在游戏和活动中与同伴的交往，使用持续记录系统更合适。例如，从游戏开始计时，记录下麦森在逃避之前能够花多长时间与同伴交往。你也可以使用持续记录系统，看看他与同伴玩耍的时长。下列表格表明了麦森的数据情况。

表 8-4 麦森的数据收集表

与同伴共处的时间	同伴的数量	活动的数量
周一		
周二		
周三		
周四		
周五		
这一周孩子与同伴出去玩耍的次数总计		

朱利安的数据

与麦森一样，你可能想用数据记录系统的组合，测量朱利安与同伴共处的时间是否更多了些，是否在社会性对话中提出更多问题。因为朱利安倾向于与一些不同的朋友交往并参与不同的活动，时距记录系统可能是最有效的。例如，你可以每隔 10 分钟观察并记录朱利安在午餐时间的情况，每周一次。确保交替观察午餐时间的开始、中间和结束部分，以及交替选择在每周的哪一天进行观察，因为这样可以观察不同的活动，如在餐桌旁吃午饭、体育运动、社团活动等。由于提问是不连续、瞬时的行为，对提问技能的进展情况最合适的测量方法是频率记录法。你可以记录 10 分钟的样本。当使用频率记录法时，以相同的时距记录频数十分重要。如果他在 2 分钟内问了 2 个问题，在 30 分钟内问了 6 个问题，将 2 个问题与 6 个问题对比是没有意义的。同样，你可以收集与他互动的同伴数量的数据。下列表格是朱利安的数据收集表。

表 8-5 朱利安的数据收集表

分钟 （＋表示参加，－表示没参加）	提问	互动同伴
1		
2		
3		

续表

分钟 （＋表示参加，－表示没参加）	提问	互动同伴
4		
5		
6		
7		
8		
9		
10		
与之互动的同伴数量		
活动的数量		
参与的时距段数所占比例		

第三步：测量和收集基线期数据

在开始干预之前，收集孩子目前情况的数据非常关键。这可能与你的直觉不符：若你认为可能奏效，为何不开始进行干预呢？然而，若你没有收集孩子接受干预之前的数据（这被称为基线测量或前处理测量），那么你便无法判断干预是否产生了作用。可能孩子只是在你开始进行干预的这一天，正好改善状况。可能孩子的状况已经慢慢开始改善，你的干预并没有发生作用。你要相信，收集基线期数据主要有两方面的原因：①这样你便可以判断干预是否发生作用，若没有发生作用，那么调整干预；②这样你便不用为自行好转的行为浪费时间。收集基线期数据很简单，与在干预期内测量的方法一样，但是一定要在没有进行干预之前测量。（采用第一章中的表格"测量：基线期和应对干预期的指南"所示方法。）在实施干预之前，找机会收集数据。若孩子的行为在你实施干预之前逐渐变好，你需要观察这个行为，找出不会自行好转的行为继续研究。记住，不要浪费孩子们的时间。他们的每分每秒都很重要。

罗斯的基线期

由于罗斯无语言，她可能对实验完全不做回应。听起来可能有点傻，但你还是需要记录她的基线期数据。否则，你将无法判断干预是否发挥作用。

麦森的基线期

对麦森而言，将会在活动和游戏中加入他喜欢的事物进行干预。你可能会发现测量的基线期数据表明在休息时间他完全没有与同伴交往，也没有参加任何有同伴的活动。多收集几天数据，查看他的行为是否依旧。

朱利安的基线期

在朱利安的例子中，为理解如何进行数据记录，让我们看看他的真实数据。朱利安的基线期数据很有意思。数据表明，他喜欢在午餐桌旁与同伴共处，并且与固定的同伴群体一起吃饭。然而，在非结构化的午餐时段，他通常会在校园里闲逛，找教师聊天。我们知道，午餐桌旁经常是同伴身体最为靠近的地方，但在这非结构化的时段内我们的测量是完全无法实施的，我们需要在非结构化时段内找出更多目标，然而在孩子的午餐时段我们只锁定了社会性对话目标（提问）。

他并不向同伴提问，但每分钟平均向老师问两个比较恰当的问题。他的基线期数据表明我们无须教他如何提问，只需教他如何向同伴提出一些恰当的问题。

> **基线期测量**
>
> 在干预之前测量孩子的行为。

总结

基线期的数据记录需要注意以下几点。有时系统地收集基线期数据是不合适的。比如，你将孩子对同伴和兄弟姐妹的攻击行为作为将要干预的行为。但循证干预在于减少攻击行为，所以仅为了得到基线期数据而继续测量这种危险行为，不符合伦理原则。在这种情况下，你应试图通过先前的观察得到典型攻击行为发生次数的数据。

还有，系统收集数据意味着从基线期到干预期要保持情况不变。假如你在基线期让朱利安晚上 10 点与弟弟聊天 10 分钟，接着在干预期让他与最好的朋友于午餐时间聊天

干预期测量

测量孩子在干预期的行为。

10 分钟，现在假设干预期的数据表明干预发生了作用。但不幸的是，你无法确定干预期内使他的行为好转的原因是否是干预起了作用。有可能是他更喜欢他的好朋友，或者他能够保持清醒。所以要确保条件从基线期开始至干预期保持不变。能在不同环境和情况下收集数据更好；只需保证你收集的数据在任意环境中都包括以下阶段：基线期、干预期、泛化期以及跟踪期。

第四步：测量和收集干预期数据

你现在已经知道该怎么做了！在干预期收集数据与在基线期收集数据一样。

第五步：测量和收集泛化期和跟踪期数据

你已判定和定义预定目标，找到最合适的方法进行测量，收集了基线期和干预期数据，最后发现你的干预奏效了。太棒了！但最后还有一步非常重要：检查干预是否泛化。泛化意味着学生即便在不同于干预的环境里，也能按照干预时的指导，展示干预的效果。在自然环境中实施干预，正如你在关键反应训练中所做的，能极大地增强泛化的效果。你可以测试各种类型的泛化。比如，如果你一直在用罗斯玩具室里的玩具教她对一个词的口头示范做出回应，那么你可以带她去朋友家，观察她对不同刺激的反应。如果朱利安一直与同一个人练习社会性对话，那么你可以通过让他与新朋友聊天来检验是否泛化。同样，如果麦森善于

泛化期和跟踪期的测量

· 测量干预效果是否在非干预的其他环境中泛化。

· 测量干预效果是否长期保持（也就是说，干预完成以后）。

和班里的同学一起玩游戏，那么看看他与课外俱乐部的朋友是否也是如此，以此验证泛化是否发生。

你也希望确保干预效果长期保持。即使目标已经达到，但还是有些孩子在暑假期间恢复了破坏性行为，或者在假期中干预效果下滑了一点。为了保持目标不变，你依然可以使用基线期和干预期时的数据记录系统。如果目标行为依然在保持的话，那太好了！如果没有，那么你需要增加一个强化阶段。通过数据收集得到的这些有价值的信息，将有助于你为学生实施更好的干预。收集数据有助于确保你真正地监控干预是否发挥作用，保证你为学生做出最好的抉择。

第六步：测量实施的干预忠诚度

最后，测量干预是否正确实施也是一件非常重要的事。你应该定期收集干预者的数据，包括临床医生、教师和家长，检查他们是否正确实施干预，且得到较高的干预忠诚度。简单来说，干预忠诚度是指干预正如预定的那样正确实施。这通常取决于研究方案，如果干预没有正确实施，那么可能不会发生预期的行为改变。你可以使用时距记录法收集数据，以跟踪检验干预忠诚

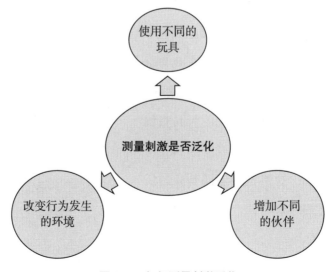

图 8-2　如何测量刺激泛化

度。例如，你可以记录干预者的数据，然后以 1 或 2 分钟的时距记录正确的干预程序。你可以记录关键反应训练在每一个时距所使用的方法（如自然强化物、强化尝试、儿童选择），然后查看是否实施正确。

<table>
<tr><td>干预忠诚度</td></tr>
<tr><td>测量干预是否正确实施。</td></tr>
</table>

这方面的数据收集有助于大家铭记关键反应训练是非常严肃的，不只是和孩子玩得高兴而已，即便这也是我们的期望之一！关于关键反应训练还有一件事：干预时可能出现很多乐趣，很容易便忘记，我们正在系统实施一个经过科学验证的干预，以及干预必须正确实施才能发挥作用。收集干预忠诚度的数据，可以确保每个人负责的工作都正确开展，这使得孩子获得干预效果成为可能！若你想要验证干预实施的正确性，所有干预者（包括家长）都可以被我们求证（更多信息参见 www.koegelautism.com）。重要的是收集的数据可以告诉你干预是否实施得正确，以及孩子是否展示了你想要的干预效果。

误解： 仅对孩子的行为进行数据收集。

事实： 也需要对成人的行为进行数据收集，以确保干预正确实施。

自我反思

家长和教师

1. 我收集数据非常轻松，我还会定期做下去吗？

2. 我是按照正确的时距收集数据吗（如每日和每个月）？

3. 我收集的数据是否直接与孩子的目标相关?

4. 我收集的数据对孩子来说是否具有社会性意义?

5. 是否收集了有关自己行为的数据,以便我(和其他向我询问的人)可以认为,我正确地实施了程序?

6. 是否收集了有关其他干预者行为的数据,以便我可以判断他们是否正确地实施了程序?

参考文献

Albanese, A.L., San Miguel, S.K., & Koegel, R.L. (1995). Social support for families. In R.L. Koegel & L.K. Koegel (Eds.), *Teaching children with autism: Strategies for initiating positive interactions and improving learning opportunities* (pp. 95–104). Baltimore: Paul H. Brookes Publishing Co.

Baker-Ericzén, M.J., Stahmer A.C., & Burns, A. (2007). Child demographics associated with outcomes in a community-based Pivotal Response Training program. *Journal of Positive Behavior Interventions, 9*(1), 52–60.

Bandura, A. (1969). *Principles of behavior modification.* New York: Holt, Rinehart & Winston.

Barry, L.M., & Singer, G.H.S. (2002). Reducing maternal psychological distress after the NICU experience through journal writing. *Journal of Early Intervention, 24*(4), 287–297.

Beck, A.T., & Steer, R.A. (1987). *Manual for the revised Beck Depression Inventory.* San Antonio, TX: The Psychological Corporation.

Bernheimer, L.P., Gallimore, R., & Weisner, T. (1990). Ecocultural theory as a context for the individual family service plan. *Journal of Early Intervention, 14*(3), 219–233.

Bettelheim, B. (1967). *The empty fortress: Infantile autism and the birth of the self.* Oxford, England: Free Press of Glencoe.

Bijou, S.W., & Baer, D.M. (1966). Operant methods in child behavior and development. In W.K. Honig (Ed.), *Operant behavior: Areas of research and application* (pp. 718–789). New York: Appleton.

Bouma, R., & Schweitzer, R. (1990). The impact of chronic childhood illness on family stress: A comparison between autism and cystic fibrosis. *Journal of Clinical Psychology, 46*(6), 722–730.

Bristol, M.M., & Schopler, E. (1983). Stress and coping in families of autistic adolescents. In E. Schopler & G.B. Mesibov (Eds.), *Autism in Adolescents and Adults* (pp. 251–278). New York: Plenum Press.

Brookman-Frazee, L. (2004). Using parent/clinician partnerships in parent education programs for children with autism. *Journal of Positive Behavior Intervention, 6*, 195–213.

Bruinsma, Y. (2004). *Increases in joint attention behavior of eye gaze alternation to share enjoyment as a collateral effect of Pivotal Response Treatment for three children with autism.* Unpublished doctoral dissertation, University of California, Santa Barbara.

Bryson, S.E., Koegel, L.K., Koegel, R.L., Openden, D., Smith, I.M., & Nefdt, N. (2007). Large scale dissemination and community implementation of Pivotal Response Treatment: Program description and preliminary data. *Research and Practice for Persons with Severe Disabilities, 32*(2), 142–153.

Carr, E.G., Newsom, C., & Binkoff, J.A. (1976). Stimulus control of self-destructive behavior in a psychotic child. *Journal of Abnormal Child Psychology, 4*, 139–153.

Chambless, D.L., & Ollendick, T.H. (2001). Empirically supported psychological interventions: Controversies and evidence. *Annual Review of Psychology, 52*, 685–716.

Condouris, K., Meyer, E., & Tager-Flusberg, H. (2003). The relationship between standardized measures of language and measures of spontaneous speech in children with autism. *American Journal of Speech–Language Pathology, 12*, 349–358.

Dawson, M., Soulières, I., Gernsbacher, M.A., & Mottron, L. (2007). The level and nature of autistic intelligence. *Psychological Science, 18*, 657–662.

Dunlap, G. (1984). The influence of task variation and maintenance tasks on the learning and affect of autistic children. *Journal of Experimental Child Psychology, 37*, 41–64.

Dunlap, G., & Kern, L. (1996). Modifying instructional activities to promote desirable behavior: A conceptual and practical framework. *School Psychology Quarterly, 11*, 297–312.

Dunlap, G., & Koegel, R.L. (1980). Motivating autistic children through stimulus variation. *Journal of Applied Behavior Analysis, 13*, 619–627.

Dunlap, G., Koegel, R.L., & Kern, L. (1984). Continuity of treatment: Toilet training in multiple community settings. *Journal of the Association for the Severely Handicapped, 2*, 134–141.

Dunn, M., Flax, J., Sliwinski, M., & Aram, D. (1996). The use of spontaneous language measures as criteria for identifying children with specific language impairment: An attempt to reconcile clinical and research incongruence. *Journal of Speech and Hearing Research, 39*, 643–654.

Edelson, M.G. (2005). A car goes in the garage like a can of peas goes in the refrigerator: Do deficits in real-world knowledge affect the assessment of intelligence in individuals with autism? *Focus on Autism and Other Developmental Disabilities, 20*, 2–9.

Egel, A.L., Richman, G., & Koegel, R.L. (1981). Normal peer models and autistic children's learning. *Journal of Applied Behavior Analysis, 14*, 3–12.

Fuchs, L.S., & Fuchs, D. (1986). Effects of systematic formative evaluation: A meta-analysis. *Exceptional Children, 53*(3), 199–208.

Gallimore, R., Weisner, T.S., Kaufman, S., & Bernheimer, L. (1989). The social construction of ecocultural niches: Family accommodation of developmentally delayed children. *American Journal of Mental Retardation, 94*(3), 216–230.

Gillett, J.N., & LeBlanc, L.A. (2007). Parent implemented natural language paradigm to increase language and play in children with autism. *Research in Autism Spectrum Disorders, 3*, 247–255.

Guess, D., Sailor, W., & Baer, D.M. (1978). Children with limited language. In R.L. Schiefelbusch (Ed.), *Language intervention strategies* (pp. 101–143). Baltimore: University Park Press.

Guess, D., Sailor, W., Rutherford, G., & Baer, D.M. (1968). An experimental analysis of linguistic development: The productive use of the plural morpheme. *Journal of Applied Behavior Analysis, 1*(4), 297–306.

Harper, C.B., Symon, J.B.G., & Frea, W.D. (2008). Recess is time-in: Using peers to improve social skills of children with autism. *Journal of Autism and Developmental Disorders, 38*, 815–826.

Harrower, J.K., & Dunlap, G. (2001). Including children with autism in general education classrooms. *Behavior Modification, 25*, 762–784.

Hewett, F.M. (1965). Teaching speech to an autistic child through operant conditioning. *American Journal of Orthopsychiatry, 35*(5), 927–936.

Hinton, L.M., & Kern, L. (1999). Increasing homework completion by incorporating student interests. *Journal of Positive Behavior Interventions, 1*(4), 231–234.

Holroyd, J. (1987). *Questionnaire on resources and stress for families with chronically ill or handicapped members.* Branboon, VT: Clinical Psychology.

Holroyd, J., & McArthur, D. (1976). Mental retardation and stress on the parents: A contrast between Down's syndrome and childhood autism. *American Journal of Mental Deficiency, 80*, 431–438.

Howard, J.S., Sparkman, C.R., Cohen, H.G., Green, G., & Stanislaw, H. (2004). A comparison of intensive behavior analytic and eclectic treatments for young children with autism. *Research in Developmental Disabilities, 26*(4), 359–383.

Hung, D.W. (1977). Generalization of "curiosity" questioning behavior in autistic children. *Journal of Behavior Therapy and Experimental Psychiatry, 8*, 237–245.

Kanner, L. (1943). Autistic disturbances of affective contact. *Nervous Child, 2*, 217–250.

Kazdin, A.E. (1977). The influence of behavior preceding a reinforced response on behavior change in the classroom. *Journal of Applied Behavior Analysis, 10*, 299–310.

Kern, L., Vorndran, C.M., Hilt, A., Ringdahl, J.E., Adelman, B.E., & Dunlap, G. (1998). Choice as an intervention to improve behavior: A review of the literature. *Journal of Behavioral Education, 8,* 151–169.

Koegel, L.K., Camarata, S., Valdez-Menchaca, M., & Koegel, R.L. (1998). Setting generalization of question-asking by children with autism. *American Journal on Mental Retardation, 102,* 346–357.

Koegel, L.K., Carter, C.M., & Koegel, R.L. (2003). Teaching children with autism self-initiations as a pivotal response. *Topics in Language Disorders, 23*(2), 134–145.

Koegel, L.K., Koegel, R.L., Frea, W., & Green-Hopkins, I. (2003). Priming as a method of coordinating educational services for students with autism. *Language, Speech, and Hearing Services in Schools, 34*(3), 228–235.

Koegel, L.K., Koegel, R.L., Green-Hopkins, I., & Barnes, C.C. (2010). Brief report: Question-asking and collateral language acquisition in children with autism. *Journal of Autism and Developmental Disorders, 40*(4), 509–515. doi:10.1007/s10803-009-0896-z.

Koegel, L.K., Koegel, R.L., Hurley, C., & Frea, W.D. (1992). Improving social skills and disruptive behavior in children with autism through self-management. *Journal of Applied Behavior Analysis, 25*(2), 341–353.

Koegel, L.K., Koegel, R.L., Shoshan, Y., & McNerney, E. (1999). Pivotal response intervention II: Preliminary long-term outcome data. *Journal of the Association for Persons with Severe Handicaps, 24*(3), 186–198.

Koegel, L.K., Koegel, R.L., & Smith, A. (1997). Variables related to differences in standardized test outcomes for children with autism. *Journal of Autism and Developmental Disorders, 27,* 233–244.

Koegel, R.L., Bimbela, A., & Schreibman, L. (1996). Collateral effects of parent training on family interactions. *Journal of Autism and Developmental Disorders, 22,* 141–152.

Koegel, R.L., Camarata, S., Koegel, L.K., Ben-Tall, A., & Smith, A. (1998). Increasing speech intelligibility in children with autism. *Journal of Autism and Developmental Disorders, 28,* 241–251.

Koegel, R.L., Dyer, K., & Bell, L.K. (1987). The influence of child-preferred activities on autistic children's social behavior. *Journal of Applied Behavior Analysis, 20,* 243–252.

Koegel, R.L., & Egel, A.L. (1979). Motivating autistic children. *Journal of Abnormal Psychology, 88,* 4118–4126.

Koegel, R.L., Egel, A.L., & Williams, J. (1980). Behavioral contrast and generalization across settings in treatment of autistic children. *Journal of Experimental Child Psychology, 30,* 422–437.

Koegel, R.L., & Koegel, L.K. (1988). Generalized responsivity and pivotal behaviors. In R.H. Horner, G. Dunlap, & R.L. Koegel (Eds.), *Generalization and maintenance: Life-style changes in applied settings* (pp. 41–66). Baltimore: Paul H. Brookes Publishing Co.

Koegel, R.L., & Koegel, L.K. (1990). Extended reductions in stereo-typic behaviors through self-management in multiple community settings. *Journal of Applied Behavior Analysis, 1,* 119–127.

Koegel, R.L., & Koegel, L.K. (2006). *Pivotal Response Treatments for autism.* Baltimore: Paul H. Brookes Publishing Co.

Koegel, R.L., Koegel, L.K., & Camarata, S.M. (2010). Definitions of empirically supported treatment. *Journal of Autism and Developmental Disorders, 40*(4), 516–517.

Koegel, R.L., Koegel, L.K., & Surratt, A.V. (1992). Language intervention and disruptive behavior in preschool children with autism. *Journal of Autism and Developmental Disorders, 22*(2), 141–153.

Koegel, R.L., Koegel, L.K., Vernon, T.W., & Brookman-Frazee, L.I. (2010). Empirically supported Pivotal Response Treatment for children with autism spectrum disorders. In J.R. Weisz & A.E. Kazdin (Eds.), *Evidence-based psychotherapies for children and adolescents* (pp. 327–344). New York: Guilford Press.

Koegel, R.L., & Mentis, M. (1985). Motivation in childhood autism: Can they or won't they? *Journal of Child Psychology and Psychiatry, 26,* 185–191.

Koegel, R.L., O'Dell, M.C., & Dunlap, G. (1988). Producing speech use in nonverbal autistic children by reinforcing attempts. *Journal of Autism and Developmental Disorders, 18*(4), 525–538.

Koegel, R.L., O'Dell, M.C., & Koegel, L.K. (1987). A natural language paradigm for teaching non-verbal autistic children. *Journal of Autism and Developmental Disorders, 17,* 187–199.

Koegel, R.L., & Rincover, A. (1974). Treatment of psychotic children in a classroom environment: I. Learning in a large group. *Journal of Applied Behavior Analysis, 7,* 49–55.

Koegel, R.L., Schreibman, L., Britten, K.R., Burke, J.C., & O'Neill, R.E. (1982). A comparison of parent training to direct child treatment. In R.L. Koegel, A. Rincover, & A.L. Egel (Eds.), *Educating and understanding autistic children* (pp. 260–279). San Diego: College-Hill Press.

Koegel, R.L., Schreibman, L., Loos, L.M., Dirlich-Wilhelm, H., Dunlap, G., Robbins, F.R., & Plienis, A.J. (1992). Consistent stress profiles in mothers of children with autism. *Journal of Autism and Developmental Disorders, 22*(2), 205–216.

Koegel, R.L., Schreibman, L., O'Neill, R.E., & Burke, J.C. (1983). Personality and family interaction characteristics of parents of autistic children. *Journal of Consulting and Clinical Psychology, 16,* 683–692.

Koegel, R.L., Shirotova, L., & Koegel, L.K. (2009a). Antecedent stimulus control: Using orienting cues to facilitate first-word acquisition for nonresponders with autism. *Behavioral Analyst. 32,* (2), 281–284.

Koegel, R.L., Shirotova, L., & Koegel, L.K. (2009b). Brief report: Using individualized orienting cues to facilitate first-word acquisition in non-responders with autism. *Journal of Autism and Developmental Disorders, 39* (11), 1587–1592.

Koegel, R.L., Symon, J.B.G., & Koegel, L.K. (2002). Parent education for families of children with autism living in geographically distant areas. *Journal of Positive Behavior Interventions, 4*(2), 88–103.

Koegel, R.L., & Traphagen, J. (1982). Selection of initial words for speech training with nonverbal children. In R.L. Koegel, A. Rincover, & A.L. Egel (Eds.), *Educating and understanding autistic children* (pp. 65–77). San Diego: College-Hill Press.

Koegel, R.L., Vernon, T., & Koegel, L.K. (2009). Improving social initiations in young children with autism using reinforcers with embedded social interactions. *Journal of Autism and Developmental Disorders, 29*(9), 1240–1251.

Koegel, R.L., Werner, G.A., Vismara, L.A., & Koegel, L.K. (2005). The effectiveness of contextually supported play date interactions between children with autism and typically developing peers. *Research and Practice for Persons with Severe Disabilities, 30,* 93–102.

Koegel, R.L., & Williams, J. (1980). Direct vs. indirect response-reinforcer relationships in teaching autistic children. *Journal of Abnormal Child Psychology, 4,* 537–547.

Kuriakose, S., & Koegel, R.L. (2010, May). A longitudinal comparison of language assessments in young children with autism. In S. Kuriakose (Chair), *Cultural considerations for the assessment and influence of language in the treatment of individuals with developmental disabilities.* Symposium presented at the 36th Annual Convention of the Association for Behavior Analysis, San Antonio, TX.

Laski, K., Charlop-Christy, M.H., & Schreibman, L. (1988). Training parents to use the Natural Language Paradigm to increase their autistic children's speech. *Journal of Applied Behavior Analysis, 21*(4), 391–400.

Lovaas, O.I. (1977). *The autistic child: Language development through behavior modification.* New York: Irvington.

Lovaas, O.I. (1987). Behavioral treatment and normal education and intellectual functioning in young autistic children. *Journal of Consulting and Clinical Psychology, 55*(1), 3–9.

Lovaas, O.I., Berberich, J.P., Perloff, B.F., & Schaeffer, B. (1966). Acquisition of initiative speech in schizophrenic children. *Science, 151,* 705–707.

Lovaas, O.I., Koegel, R.L., Simmons, J.Q., & Long, J.S. (1973). Some generalization and follow-up measures on autistic children in behavior therapy. *Journal of Applied Behavior Analysis, 6,* 131–166.

Lovaas, O.I., Schaeffer, B., & Simmons, J.Q. (1965). Building social behavior in autistic children by use of electric shock. *Journal of Experimental Research in Personality, 1*(2), 99–109.

McCubbin, H.I., McCubbin, M.A., Nevin, R., & Cauble, A.E. (1981). Coping Health Inventory for Parents (CHIP). In H.I. McCubbin, A.

书号	书名	作者	定价
	孤独症入门		
*0137	孤独症谱系障碍：家长及专业人员指南	[英]Lorna Wing	59.00
*9879	阿斯伯格综合征完全指南	[英]Tony Attwood	78.00
*9081	孤独症和相关沟通障碍儿童治疗与教育	[美]Gary B. Mesibov	49.00
*0157	影子老师实战指南	[日]吉野智富美	49.00
*0014	早期密集训练实战图解	[日]藤坂龙司等	49.00
*0116	成人安置机构 ABA 实战指南	[日]村本净司	49.00
*0119	孤独症育儿百科：1001 个教学养育妙招（第 2 版）	[美]Ellen Notbohm	88.00
*0107	孤独症孩子希望你知道的十件事（第 3 版）		49.00
*9202	应用行为分析入门手册（第 2 版）	[美]Albert J. Kearney	39.00
*0356	应用行为分析和儿童行为管理（第 2 版）	郭延庆	88.00
	教养宝典		
*0149	孤独症儿童关键反应教学法（CPRT）	[美]Aubyn C. Stahmer 等	59.80
9991	做·看·听·说（第 2 版）	[美]Kathleen Ann Quill	98.00
8298	孤独症谱系障碍儿童关键反应训练（PRT）掌中宝	[美]Robert Koegel 等	39.00
9678	解决问题行为的视觉策略	[美]Linda A. Hodgdon	68.00
9681	促进沟通技能的视觉策略		59.00
*9496	地板时光：如何帮助孤独症及相关障碍儿童沟通与思考	[美]Stanley I. Greensp等	68.00
*9348	特殊需要儿童的地板时光：如何促进儿童的智力和情绪发展		69.00
*9964	语言行为方法：如何教育孤独症及相关障碍儿童	[美]Mary Barbera 等	49.00
*0419	逆风起航：新手家长养育指南	[美]Mary Barbera	78.00
9852	孤独症儿童行为管理策略及行为治疗课程	[美]Ron Leaf 等	68.00
*8607	孤独症儿童早期干预丹佛模式（ESDM）	[美]Sally J.Rogers 等	78.00
*9489	孤独症儿童的行为教学	刘昊	49.00
*8958	孤独症儿童游戏与想象力（第 2 版）	[美]Pamela Wolfberg	59.00
*0293	孤独症儿童同伴游戏干预指南：以整合性游戏团体模式促进		88.00
9324	功能性行为评估及干预实用手册（第 3 版）	[美]Robert E. O'Neill 等	49.00
*0170	孤独症谱系障碍儿童视频示范实用指南	[美]Sarah Murray 等	49.00
*0177	孤独症谱系障碍儿童焦虑管理实用指南	[美]Christopher Lynch	49.00
8936	发育障碍儿童诊断与训练指导	[日]柚木馥、白崎研司	28.00
*0005	结构化教学的应用	于丹	69.00
*0402	孤独症及注意障碍人士执行功能提高手册	[美]Adel Najdowski	48.00
9203	行为导图：改善孤独症谱系或相关障碍人士行为的视觉支持	[美]Amy Buie 等	28.00

经典教材|工具书|报告

编号	书名	作者	价格
*8202	特殊教育辞典（第3版）	朴永馨	59.00
*9715	中国特殊教育发展报告（2014-2016）	杨希洁、冯雅静、彭霞光	59.00
0127	教育研究中的单一被试设计	[美]Craig Kenndy	88.00
*8736	扩大和替代沟通（第4版）	[美]David R. Beukelman 等	168.0
9707	行为原理（第7版）	[美]Richard W. Malott 等	168.0
9426	行为分析师执业伦理与规范（第3版）	[美]Jon S. Bailey 等	85.00
*8745	特殊儿童心理评估（第2版）	韦小满、蔡雅娟	58.00
8222	教育和社区环境中的单一被试设计	[美]Robert E.O'Neill 等	39.00
*0167	功能分析应用指南：从业人员培训指导手册	[美]James T. Chok 等	68.00

新书预告

出版时间	书名	作者	估价
2023.03	应用行为分析（第3版）	[美]John O. Cooper 等	398.00
2023.04	多重障碍学生教育	盛永进	69.00
2023.05	课程本位测量实践指南（第2版）	[美]Michelle K. Hosp 等	78.00
2023.06	特殊教育和融合教育中的评估	[美]John Salvia 等	148.00
2023.06	孤独症及相关障碍儿童社会情绪课程（初阶）	钟卜金、王德玉、黄丹	88.00
2023.06	家庭干预实战指南	[日]上村裕章	59.00
2023.06	应用行为分析与社交训练课程	[美]Mitchell Taubman 等	88.00
2023.06	准备上学啦！在学校环境中给孤独症孩子设计 ABA 项目	[美]Ron Leaf 等	88.00
2023.06	走进职场：阿斯伯格人士求职和就业完全指南	[美]Gail Hawkins	49.00
2023.10	行为分析师执业伦理与规范（第4版）	[美]Jon S. Bailey 等	88.00
2023.10	融合教育实践指南：校长手册		58.00
2023.10	融合教育实践指南：教师手册	[美]Julie Causton	68.00
2023.10	融合教育实践指南：助理教师手册（第2版）		60.00
2023.11	特殊教育和行为科学中的单一被试设计	[美]David Gast	68.00

标*号书籍均有电子书

微信公众平台：**HX_SEED（华夏特教）**

微店客服：**13121907126**

天猫官网：**hxcbs.tmall.com**

意见、投稿：**hx_seed@hxph.com.cn**

关注我，看新书！ 联系地址：**北京市东直门外香河园北里 4 号（100028）**

Thompson, & M.A. McCubbin (Eds.), *Family assessment: Resiliency, coping, and adaptation: Inventories for research and practice* (pp. 407–453). Madison: University of Wisconsin Publishers.

Moes, D., Koegel, R.L., Schreibman, L., & Loos, L.M. (1992). Stress profiles for mothers and fathers of children with autism. *Psychological Reports, 71*, 1272–1274.

Mundy, P., & Newell, L. (2007). Attention, joint attention, and social cognition. *Current Directions in Psychological Science, 16*, 269–274.

Mundy, P., & Sigman, M. (2006). Joint attention, social competence and developmental psychopathology. In D. Cicchetti & D. Cohen (Eds.), *Developmental psychopathology: Theory and methods* (2nd ed., Vol. 1, pp. 79–108). Hoboken, NJ: Wiley.

National Autism Center (2009). *National standards report*. Randolph, MA: Author.

National Research Council (2001). *Educating children with autism*. Washington, DC: National Academy Press.

Nefdt, N., Koegel, R.L., Singer, G., & Gerber, M. (2010). The use of a self-directed learning program to provide introductory training in Pivotal Response Treatment to parents of children with autism. *Journal of Positive Behavior Intervention, 12*(1), 23–32.

Odom, S.L., Boyd, B.A., Hall, L.J., & Hume, K. (2010a). Erratum to: Evaluation of comprehensive treatment models for individuals with autism spectrum disorders. *Journal of Autism and Developmental Disorders, 40*, 437. doi:10.1007/s10803-009-0873-6.

Odom, S.L., Boyd, B. A., Hall, L.J., & Hume, K. (2010b). Evaluation of comprehensive treatment models for individuals with autism spectrum disorders. *Journal of Autism and Developmental Disorders 40*, 425–436, doi:10.1007/s10803-009-0825-1.

O'Neill, R. (1987). *Environmental interactions of normal children and children with autism*. Unpublished doctoral dissertation, University of California, Santa Barbara.

Owen-DeSchryver, J., Carr, E.G., Cale, S., & Blakeley-Smith, A. (2008). Promoting social interactions between students with autism spectrum disorders and their peers in inclusive school settings. *Focus on Autism and Other Developmental Disabilities, 23*, 15–28.

Pierce, K., & Schreibman, L. (1995). Increasing complex play in children with autism via peer-implemented Pivotal Response Training. *Journal of Applied Behavior Analysis, 28*, 285–295.

Pierce, K., & Schreibman, L. (1997). Multiple peer use of Pivotal Response Training social behaviors of classmates with autism: Results from trained and untrained peers. *Journal of Applied Behavior Analysis, 30*, 157–160.

Plienis, A.J., Robbins, F.R., & Dunlap, G. (1988). Parent adjustment and family stress as factors in behavioral parent training for young autistic children. *Journal of the Multihandicapped Person, 1*, 31–52.

Russo, D.C., & Koegel, R.L. (1977). A method for integrating an autistic child into a normal public school classroom. *Journal of Applied Behavior Analysis, 10,* 579–590.

Russo, D.C., Koegel, R.L., & Lovaas, O.I. (1978). Human vs. automated instruction of autistic children. *Journal of Abnormal Child Psychology, 6,* 189–201.

Safer, N., & Fleischman, S. (2005). How student progress monitoring improves instruction. *Educational Leadership, 62*(5), 81–84.

Schreibman, L., Kaneko, W., & Koegel, R.L. (1991). Positive affect of parents of autistic children: A comparison across two teaching techniques. *Behavior Therapy, 22,* 479–490.

Seligman, M.E.P., Klein, D.C., & Miller, W.R. (1976). Depression. In H. Leitenberg (Ed.), *Handbook of behavior modification* (pp. 168–210). New York: Appleton-Century-Crofts.

Seligman, M.E.P., & Maier, S.F. (1967). Failure to escape traumatic shock. *Journal of Experimental Psychology, 74,* 1–9.

Seligman, M.E.P., Maier, S.F., & Geer, J. (1968). The alleviation of learned helplessness in the dog. *Journal of Abnormal and Social Psychology, 73,* 256–262.

Sheinkopf, S., Mundy, P., Claussen, A., & Willoughby, J. (2004). Infant joint attention and 36 month behavioral outcome in cocaine exposed infant. *Development and Psychopathology, 16,* 273–293.

Sherer, M.R., & Schreibman, L. (2005). Individual behavioral profiles and predictors of treatment effectiveness for children with autism. *Journal of Consulting and Clinical Psychology, 73,* 1–14.

Simpson, R.L. (2005). Evidence-based practices and students with autism spectrum disorders. *Focus on Autism and Other Developmental Disabilities, 20*(3), 140–149.

Singer, G., Singer, J., & Horner, R. (1987). Using pretask requests to increase the probability of compliance for students with severe disabilities. *Journal of the Association for Persons with Severe Handicaps, 12*(4), 287–291.

Skinner, B.F. (1954). The science of learning and the art of teaching. *Harvard Educational Review, 24*(232), 86–97.

Skinner, B.F. (1986). Is it behaviorism? *Behavioral and Brain Sciences, 9,* 716.

Sloane, H.M., & MacAulay, B.D. (Eds.) (1968). *Operant procedures in remedial speech and language training.* Boston: Houghton Mifflin.

Smith, A., & Camarata, S. (1999). Increasing language intelligibility of children with autism within regular classroom settings using teacher implemented instruction. *Journal of Positive Behavior Intervention, 1,* 141–151.

Smith, I.M., Koegel, R.L., Koegel, L.K., Openden, D.A., Fossum, K.L., & Bryson, S.E. (2010). Effectiveness of a novel community-based early intervention model for children with autistic spectrum disorder. *American Journal on Intellectual and Developmental Disabilities, 115*(6), 504–523.

Stahmer, A.C. (1995). Teaching symbolic play to children with autism using Pivotal Response Training. *Journal of Autism and Developmental Disorders, 25,* 123–141.

Steiner, A.M. (2011). A strength-based approach to parent education for children with autism. *Journal of Positive Behavior Interventions, 13*(3), 178–190.

Strain, P.S., McGee, G., & Kohler, F.W. (2001). Inclusion of children with autism in early intervention: An examination of rationale, myths, and procedures. In M.J. Guralnick (Ed.), *Early childhood inclusion: Focus on change* (pp. 337–363). Baltimore: Paul H. Brookes Publishing Co.

Symon, J. (2005). Expanding interventions for children with autism: Parents as trainers. *Journal of Positive Behavior Interventions, 7*(3), 159–173.

Taylor, B.A., & Harris, S.L. (1995). Teaching children with autism to seek information: Acquisition of novel information and generalization of responding. *Journal of Applied Behavior Analysis, 28,* 3–14.

Thorp, D.M., Stahmer, A.C., & Schreibman, L. (1995). Effects of sociodramatic play training on children with autism. *Journal of Autism and Developmental Disorders, 25,* 265–282.

Travis, L., Sigman, M., & Ruskin, E. (2001). Links between social understanding and social behavior in verbally able children with autism. *Journal of Autism and Developmental Disorders, 31*(2), 119–130.

Twardosz, S., & Baer, D. (1973). Training two severely retarded adolescents to ask questions. *Journal of Applied Behavioral Analysis, 6*(4), 655–661.

Varni, J., Lovaas, O.I., Koegel, R.L., & Everett, N.L. (1979). An analysis of observational learning in autistic and normal children. *Journal of Abnormal Child Psychology, 7,* 31–43.

Vaughan Van Hecke, A., Mundy, P.C., Acra, C.F., Block, J.J., Delgado, C.E.F., Parlade, M.V., ... Pomares, Y.B. (2007). Infant joint attention, temperament, and social competence in preschool children. *Child Development, 78,* 53–69.

Vismara, L.A., & Lyons, G.L. (2007). Using perseverative interests to elicit joint attention behaviors in young children with autism: Theoretical and clinical implications for understanding motivation. *Journal of Positive Behavior Interventions, 9*(4), 214–228.

Wetherby, A.M., & Prutting, C.A. (1984). Profiles of communicative and cognitive-social abilities in autistic children. *Journal of Speech and Hearing Research, 27*(3), 364–377.

Williams, J.A., Koegel, R.L., & Egel, A.L. (1981). Response-reinforcer relationships and improved learning in autistic children. *Journal of Applied Behavior Analysis, 14,* 53–60.

Wolf, M.M., Risley, T.R., & Mees, H.L. (1964). Application of operant conditioning procedure to the behavior problems of an autistic child. *Behaviour Research and Therapy, 1,* 305–312.

译　后　记

　　2014年1月，美国孤独症循证实践评审组、美国北卡罗来纳州大学教堂山分校发布的《针对孤独症谱系障碍儿童、青少年及青年承认的循证实践报告》，再次明确了关键反应训练是被科学研究与实践所证实的、具有积极干预效果的自然教育干预策略。2014年4月，北京师范大学教育学部孤独症儿童教育研究中心邀请关键反应训练的创始人、美国加州大学圣巴巴拉分校的罗伯特·凯格尔与琳·柯恩·凯格尔教授二人来北京师范大学京师学堂，为来自全国各地的孤独症儿童教育工作者、学者、家长以及特殊教育专业的研究生进行了为期两天的关键反应训练一级培训，使得越来越多的中国人了解了这一日益盛行且有坚实研究基础的教育干预策略。

　　在凯格尔夫妇的好友兼同事、美国加州大学圣巴巴拉分校王勉教授的大力引荐下，北京师范大学教育学部孤独症儿童教育研究中心与华夏出版社强强出击，引入《孤独症谱系障碍儿童关键反应训练掌中宝》一书。该书英文版自2012年问世以来，深受孤独症儿童的家长与一线教师的欢迎，一度成为亚马逊网站孤独症类别的销售冠军。为了让更多中国孤独症儿童的家长与教育工作者原汁原味地学习和掌握关键反应技术，我们日夜不停地加紧翻译，终于有望在2014年底，让家长与教师们见到这本他们盼望已久的《孤独症谱系障碍儿童关键反应训练掌中宝》。

　　关键反应训练是基于应用行为分析的原理，在自然情境下对孤独症谱系障碍学习者进行的干预，它着重激发孤独症儿童的主动发起能力和兴趣，对沟通、语言、游戏和社会行为都非常有效。关键反应训练注重训练学生的关键学习要素（如动机、对多重线索的回应、自我管理、自我发起），在理论上这些领域是学生各方面取得进步所需的基本技能。其中的关键步骤包括儿童选择、强化尝试、任务变化、对恰当行为进行强化，对孤独症儿童的教育干预起着极其重要的作用，这也是关键反应训练中的字母 P（指 pivotal，"门之枢纽"的含义）的意义所在。而我们在日常的孤独症儿童教育干预过程中，往往忽视了这些关键步骤，或是意识到其中的某个部分，但由于缺乏系统的实施，干预的效果就达不到我们所期待的水平。希望通过引入此书，能使更多的孤独症儿童的教师与家长认识到这些关键步骤，并系统地在自然环境中巧妙地使用，请相信这一定能起到积极的效果。

北京师范大学教育学部孤独症儿童教育研究中心成立于 2013 年底，致力于开展本土化的孤独症儿童教育研究，目前除了积极引进国外先进的教育干预策略，还努力拓展与开发适应我国国情与文化的孤独症儿童的教育模式与实践，并扎根于基层教学场所，以提升我国孤独症儿童教育的科学性与创新性。希望在不久的将来，能有越来越多的、运用关键反应技术这样的研究项目与实践方案，在我国的基层学校与孤独症儿童的家庭中开展起来。

胡晓毅　王　勉

2014 年 11 月

图书在版编目（CIP）数据

孤独症谱系障碍儿童关键反应训练掌中宝 /(美) 罗伯特·凯格尔 (Robert L. Koegel)，(美) 琳·柯恩·凯格尔 (Lynn Kern Koegel) 著；胡晓毅，王勉译. --北京：华夏出版社有限公司, 2023.7

书名原文：The PRT Pocket Guide: Pivotal Response Treatment for Autism Spectrum Disorders

ISBN 978-7-5222-0511-3

Ⅰ.①孤… Ⅱ.①罗… ②琳… ③胡… ④王… Ⅲ.①小儿疾病－孤独症－康复训练 Ⅳ.①R749.940.9

中国国家版本馆 CIP 数据核字(2023)第 074403 号

Originally published in the United States of America by Paul H. Brookes Publishing Co.,Inc. Copyright ©2012 by Paul H. Brookes Publishing Co.,Inc. "PRT,""Pivotal Response Teaching,""Pivotal Response Training,"and "Pivotal Response Treatment" are registered service marks of Koegel Autism Consultants, LLC, in association with educational conferences and workshops the authors provide in the field of non-aversive treatment interventions for children with autism and with the authors' learning center.
ALL RIGHTS RESERVED.

北京市版权局著作权合同登记号：图字 01-2013-8938 号

孤独症谱系障碍儿童关键反应训练掌中宝

作　　者　［美］罗伯特·凯格尔　［美］ 琳·柯恩·凯格尔
译　　者　胡晓毅　王　勉
责任编辑　许　婷　李傲男

出版发行　华夏出版社有限公司
经　　销　新华书店
印　　装　三河市少明印务有限公司
版　　次　2023 年 7 月北京第 1 版
　　　　　2023 年 7 月北京第 1 次印刷
开　　本　787×1092　 1/16 开
印　　张　11
字　　数　148 千字
定　　价　49.00 元

华夏出版社有限公司　　地址：北京市东直门外香河园北里 4 号　　邮编：100028
　　　　　　　　　　　　　网址：www.hxph.com.cn　　电话：（010）64663331（转）
若发现本版图书有印装质量问题，请与我社营销中心联系调换。